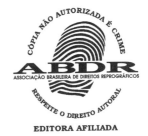

EDITORA AFILIADA

Dados Internacionais de Catalogação na Publicação (CIP)
(Câmara Brasileira do Livro, SP, Brasil)

Bizzarri, Mariano
  A mente e o câncer : um cientista explica como a mente sabe e pode enfrentar com sucesso a doença / Mariano Bizzarri ; tradução Sonia Padalino. — São Paulo : Summus, 2001.

  Título original : La menti e il cancro.
  Bibliografia.
  ISBN 85-323-0758-2

  1. Câncer – Aspectos psicossomáticos 2. Câncer – Tratamento 3. Espírito e corpo 4. Medicina holística 5. Mente e corpo I. Título.

01-3639   CDD-616.9940019
                                           NLM-QZ 266

Índice para catálogo sistemático:
1. Câncer : Relação mente-corpo : Tratamento : Medicina   616.9940019

A Mente e o Câncer

Um cientista explica como a mente sabe e pode enfrentar com sucesso a doença.

Mariano Bizzarri

summus editorial

Do original em língua italiana
LA MENTE E IL CANCRO
Copyright © 1999 by Frontiera Editore

Tradução:
Sonia Padalino

Capa:
BVDA – Brasil Verde

Editoração e fotolitos:
JOIN Bureau de Editoração

Proibida a reprodução total ou parcial
deste livro, por qualquer meio e sistema,
sem o prévio consentimento da Editora.

Direitos para a língua portuguesa
adquiridos por
SUMMUS EDITORIAL LTDA.
que se reserva a propriedade desta tradução.
Rua Itapicuru, 613 – cj. 72
05006-000 – São Paulo, SP
Tel.: (11) 3872-3322 – Fax: (11) 3872-7476
http://www.summus.com.br
e-mail: summus@summus.com.br

Impresso no Brasil

As reflexões e os dados apresentados neste volume são fruto de experiências e trabalho realizados nos últimos dezoito anos. Levaria tempo demais agradecer a todos – e são tantos! – que, com suas observações e seu exemplo, ajudaram-me a formular as considerações expostas nestas páginas.

A maior dívida que tenho é com meus pacientes oncológicos; de seus sofrimentos (e alegrias) faço parte, direta ou indiretamente. Foi a observação de seu comportamento, o estudo de sua evolução clínica, a análise de sua anamnese que me inspiraram, no início, e confirmaram, em seguida, a intuição que aos poucos foi se desenvolvendo, até tomar corpo neste livro.

Agradeço em especial a meus colaboradores, Roberto Facco, Tommaso Ielapi e, principalmente, Fausto Chiriatti, que esteve sempre próximo, pródigo de sugestões e de apoio concreto.

Devo muito à dra. Alessandra Cucina, com quem freqüentemente discuti e confrontei questões inerentes às relações entre mente e imunidade e que me encorajou e estimulou a continuar por um caminho que, para quem lida com pesquisas bioquímicas e imunológicas, não está certamente livre de ardis e perigos.

Agradeço de modo especial também a meu amigo Mario Rampelli pelas observações exatas e por ter-me feito conhecer a obra de L. Rossi e a contribuição decisiva da escola eriksoniana.

Um obrigado afetuoso a Pieranna Chiarella, a Maria Giovanna Valente e a Stefano Settimi pela preciosíssima colaboração bibliográfica.

Não esqueço os amigos Aldo Laganà e Lucio Propersi que me apoiaram, fazendo-me participar de suas experiências.

E, enfim, obrigado a minha namorada – Floriana – que, com sua presença e sua lembrança, animou este longo esforço.

Índice

Prefácio 11

O misterioso efeito placebo 15
   Um regulamento para o estudo das verrugas 15
   O caso do amável sr. Wright 19
   O efeito placebo 22

De Galeno à estatística 29
   As mulheres melancólicas adoecem de câncer? 29
   "A" de afetividade 33
   "D" de depressão 37
   "E" de estresse 39
   "C" de câncer 43
   Sinergias obscuras e pérfidas alianças 49

O laboratório do estresse 55
   No celeiro de Rocksville 55
   Os ratos de Visintainer 65
   O eixo hipotálamo–hipófise–supra-renal 66
   Quando o carinho nunca é demais 69
   O estresse da subordinação 70
   Nem só de cortisol se fica doente 72
   Da periferia ao centro 74
   A lição dos babuínos 78

As toxinas de Coley 87
   Um cirurgião insatisfeito 87
   O sistema imunológico: órgãos, células, moléculas 89
   Uma transfusão terapêutica 92
   A imunovigilância 93
   Os matadores das células tumorais 95
   O cérebro da imunidade 100
   Sobre cortisol e outros hormônios 102
   E se a sacarina destruísse os glóbulos brancos? 104
   Sintaxe da comunicação neuroimunológica 108
   A *network* neuroimunoendócrina 111
   Uma ponte para o futuro 114

Estados da mente,
estados do sistema imunológico 121
   Psiquiatria e imunologia 121
   Um micróbio, uma doença, um tratamento 122
   Passar no exame sem ficar doente 126
   Estados mentais e sistemas operacionais 127
   Não conte à mão direita o que faz a esquerda 132
   O homem sem coração 135
   A vida é um filme 137
   Quando se sorri com o coração 142
   Ri, que passa 147
   A mulher com dois cérebros 150
   Os experimentos de Black 155

O pátio dos milagres 161
   O ceticismo da doutora Angell 161
   "Posso combater e vencer" 165
   O alcance da hipnose 169
   Treinar o sistema imunológico 176
   Além do centímetro 182
   A reviravolta decisiva 186
   Om mani padme um 191
   Deus se serve de coisas simples para
      confundir os sábios 199

A biologia da esperança 213
   O comentário de Santo Agostinho 213
   Os ingredientes das curas espontâneas 218
   A vida é bela 221
   O amor que raciocina em minha mente 229
   "Alternativo é você!" 230
   Para uma ciência do espírito e dos valores 236

Prefácio

A cultura contemporânea apresenta alguns aspectos profundamente irracionais aos quais se opõe um rígido cientificismo que procura defender o conhecimento obtido por intermédio da ciência. É o que acontece, sobretudo, no campo das ciências biomédicas. Ficamos na verdade condicionados por duas posições rígidas e unilaterais que tendem a anular-se: nasce, assim, a exigência de uma terceira alternativa que seja adequada ao racionalismo crítico e admita tanto os méritos quanto os limites da ciência. O livro de Mariano Bizzarri é um depoimento significativo dessa abordagem. Merece pleno reconhecimento por uma série de qualidades que gostaria de citar. Em primeiro lugar, a presença de um vivo interesse por temas epistemológicos, aliado a uma lúcida capacidade de argumentação. Em segundo lugar, uma consistente e ampla base cultural que vai além da medicina e de sua história e chega até a biologia, a química e a filosofia. Em terceiro lugar, a clareza expositiva, tão preciosa quando se trata de problemas complexos e articulados. Por último, uma bibliografia atualizada e muito rica.

"A tese que percorre as páginas deste livro", escreve o autor, "é a de que a mente pode modular de modo significativo a reação endócrina, imunológica, nervosa e comportamental, desencadeando um processo interno de cura que é complexo e apenas parcialmente conhecido. Esse processo parece depender muito do modo de funcionamento que o sistema nervoso adota, entre os muitos possíveis."

É preciso notar que essa tese não é adotada como um dogma. Ela se baseia solidamente – e com extraordinário rigor investigativo – na crítica ao dualismo mente–corpo e à concepção materialista que reduz o mental ao cerebral. Trata-se de uma abordagem holística da medicina e do doente.

É importante notar também que o autor permanece solidamente ligado à medicina científica, sem resvalar perigosamente em medicinas alternativas. Procura encontrar, dentro das possibilidades atuais da pesquisa, explicação científica para fatos e técnicas empiricamente verificáveis, discutindo também a eficácia destes. Em relação ao câncer, o autor ressalta a importância e a utilidade de associar os tratamentos já experimentalmente consolidados a procedimentos terapêuticos holísticos que estimulem a mente e a afetividade a melhorar o processo clínico. Trata-se, em resumo, de exigir que seja levado em consideração o papel da interação que existe entre sistema nervoso central, sistema endócrino e sistema imunológico, que hoje é já plenamente conhecida e aceita.

Seguindo esta linha, o autor aborda o problema do placebo, do estresse (positivo e negativo), a reação ao evento estressante, os ciclos e os biorritmos, a influência dos fatores cognitivos e afetivos no surgimento e na evolução das doenças orgânicas em geral e das neoplasias em particular, o eixo hipotálamo–hipófise–supra-renal e as conexões dinâmicas entre hipotálamo, lobos frontais, lobos parietais e hipocampo.

Em minha opinião é possível concordar plenamente com a tese segundo a qual o câncer é causado por múltiplos fatores. Concordo também que seja necessário associar diferentes tratamentos, em vez de considerá-los alternativos: unir a racionalidade científica ao saber simbólico, que confere e identifica significados. Trata-se de estabelecer um complemento interpretativo para a ciência, como já foi feito pela psiquiatria fenomenológica, a partir de Jaspers, que estabeleceu uma clara distinção entre "explicação causal" e "compreensão". Penso que tal orientação seja legítima e atual, desde que a distinção não se radicalize em antítese ou em dicotomia. Ou seja, que o conhecimento científico encontre um complemento em uma direção diferente, mas não por isso incompatível ou oposta.

Recentes pesquisas em psiconeuroimunologia confirmam a idéia central do livro sobre a interação entre os processos psíquicos, cerebrais, endócrinos e imunológicos: como exemplo podemos citar a bem conhecida correlação entre transtorno depressivo e alterações do sistema imunológico.

Além disso, é inegável, na prática, a importância da afetividade, das emoções e da vontade de sarar, na evolução das doenças orgânicas, inclusive na do câncer.

Uma última observação sobre a bioética. É significativa a atenção que o autor dá à relação médico–paciente, particularmente delicada e difícil no caso do paciente oncológico. Requer uma abordagem global da pessoa do paciente que proteja sua subjetividade, levando em consideração não apenas a dimensão psicológica, mas também a existencial. Caso contrário, é provável que o paciente se torne vulnerável ao irracional e a propostas de cura miraculosas.

É necessário, portanto, restaurar a confiança na medicina científica por meio do diálogo e de uma autêntica relação interpessoal, para evitar que o paciente abandone tratamentos válidos, por outros sem validade científica, como aconteceu recentemente no caso Di Bella.[*]

Para concluir estas breves considerações, recomendo a leitura do livro, não apenas ao público e aos médicos, mas também aos estudiosos de filosofia e a todos que possuam interesses epistemológicos, porque se trata de um trabalho que une rigor científico e riqueza cultural a uma clareza expositiva excepcional.

Michele Schiavone
Professor de Bioética na Universidade de Gênova,
Comitê Bioético Nacional

---

[*] O caso Di Bella será amplamente comentado pelo autor no último capítulo deste livro. (N.T.)

O misterioso efeito placebo

> Os discípulos então se aproximaram e disseram-lhe: "Por que lhes fala por meio de parábolas?". Ele respondeu: "Porque vocês conhecem os mistérios do Reino dos céus, mas eles não... por isso lhes falo por parábolas: porque mesmo vendo, não vêem e mesmo ouvindo, não ouvem e não compreendem".
>
> *Mateus XIII, 10*

Um regulamento para o estudo das verrugas

Pegue um feijão e corte-o em dois, faça uma incisão na verruga para que saia um pouco de sangue e depois coloque o sangue sobre uma das metades do feijão; pegue-a, cave um buraco e quando for meia-noite de uma noite sem lua enterre-o em uma encruzilhada. Depois, queime o resto do feijão. Você vai ver que o pedaço com sangue atrairá, com cada vez mais força, o outro pedaço, tentando trazê-lo a si e, assim, ajudará o sangue a absorver a verruga. Logo, ela desaparecerá.(1)

É assim que Mark Twain, o genial escritor americano, descreve, em *Tom Sawyer*, um tratamento eficaz para eliminar as verrugas.

Todos os médicos sabem, desde tempos remotos, que as verrugas podem ser eliminadas em poucos dias se se induzem os pacientes a acreditar nisso. Pode ser suficiente a simples sugestão, assim como pode ser eficaz também a hipnose, um rito medicamentoso qualquer, um tratamento de ervas e emplastros de feitiçaria: todos placebos,[1] cujo uso é amplamente consolidado na tradição médica e no folclore popular. Um estudo realizado por A. H. C. Sinclair-Gieben em 1959 e publicado pela conceituada revista médica *The Lancet* (2) relata que catorze pacientes, que apresentavam verrugas no corpo inteiro, foram hipnotizados e "persuadidos", com sugestões verbais adequadas, de que as lesões de um lado do corpo "desapareceriam" em poucos dias. Depois de uma semana, as verrugas do lado em questão desapareceram quase completamente e as do outro lado permaneceram intactas.

Da mesma maneira, nos anos 1960, o dr. Bruno Bloch, autoridade mundial no campo da dermatologia, curava verrugas com sucesso, submetendo os pacientes aos raios "curativos" – era isso pelo menos o que lhes dizia – de uma máquina impressionante, multicolorida e barulhenta. Dois estudiosos, S. Locke e D. Colligan, comentam o seguinte:

> Os pacientes saravam em massa. O aparelho do doutor Bloch tinha os mesmos poderes curativos do feijão de Tom Sawyer... [mas] o aparelho era uma invenção eletrônica completamente inútil, com um motor que zunia, zunia e nada mais.(3)

É evidente que o poder curativo residia em *alguma outra coisa*: na confiança no médico, em seu aparelho ou nos dois juntos. Dois fatores em condições de ativar *um estado interior especialíssimo*, que merece ser definido como *guardião interno da saúde*.

---

1. A palavra *placebo* deriva do verbo latino *placere* e significa agradar, "contentar", na sua acepção imediata que soa quase como menosprezo. Na realidade existe uma interpretação mais profunda que, referindo-se ao salmo 114 ("Placebo Domine in regione vivorum") (em latim no original "Agradarei a Nossa Senhora no reino dos vivos" – N.T.), associa o placebo à vida. A definição médica é trazida pela primeira vez no *Quincey's Lexicon* de 1787, em que placebo é definido como "medicamento usado mais para agradar do que para ajudar o doente".

Pode-se perguntar por que tanta atenção à verruga que, no fundo, mesmo sendo esteticamente desagradável, é inócua e, portanto, de pouco ou nenhum valor do ponto de vista científico. O então presidente do Sloan-Kettering Cancer Center de Nova York não era dessa opinião e dava ao estudo das verrugas uma importância, pelo menos, estratégica. Se a gravidade da lesão pode ser irrelevante, o mesmo não se pode dizer de sua fisiopatologia.

Com o termo genérico verruga, indica-se um grupo de afecções da pele *geralmente* [2] benignas, causadas por um vírus potencialmente oncogênico que contém DNA e se reproduz dentro da célula cutânea. O exame histológico mostra que a verruga é uma hiperplasia epidérmica com contornos definidos, que comprime e empurra em profundidade o derma que está sob ela. Macroscopicamente, pode ser considerada como o castelo fortificado de um vírus que, enquanto provoca uma série de alterações nos genes da célula onde se instala, protege-se, construindo em torno uma estrutura densa, dura e inacessível, a partir da qual pode, a qualquer momento, liberar partículas virais destinadas a expandir-se em áreas limítrofes. Por essas suas características únicas, alguns pesquisadores (4) estabeleceram uma conexão entre as verrugas e a biologia dos tumores. De fato, elas tendem a espalhar-se pelo corpo todo, como acontece na metástase; além disso, em proximidade de lesões verrucosas, a proliferação de capilares começa a ser estimulada para que a excrescência possa "alimentar-se" e "crescer", tal como acontece no caso das lesões neoplásicas.

---

2. As verrugas são classificadas em seis tipos histológicos dos quais apenas um, a verruga seborréica, é uma lesão displástica benigna; nos outros casos, a lesão é atribuível à ação de um vírus com DNA. As verrugas podem apresentar-se sem sintomas ou causar alterações cutâneas antiestéticas, ulcerações doloridas que, quando localizadas na planta dos pés, comprometem a possibilidade de caminhar. Os condilomas acuminados ou papilomas venéreos, um tipo de verruga que se encontra em áreas em que há estagnação de secreções e em áreas sujeitas a trauma durante o ato sexual, causam incômodo e infecções importantes; é raro que uma verruga sofra transformação maligna, e, quando acontece, é mais freqüente em portadores de condilomas.

O tratamento médico para esse grupo de afecções baseia-se, sobretudo, no uso de ungüentos queratolíticos e de pomadas de vaselina salicilatada, e os resultados são desanimadores. Apenas a cirurgia é resolutiva, mas ocorrem freqüentemente recaídas e as lesões espalham-se pelas áreas contíguas às tratadas.

Em relação às técnicas "tradicionais", da hipnose ao feijão de Mark Twain, os tratamentos da medicina moderna parecem ser muito mais dispendiosos, trabalhosos e, além de tudo, menos eficazes. Por outro lado, a existência de regressões espontâneas é amplamente documentada na literatura médica e considera-se hoje que seja mediada por mecanismos de caráter imunológico.

Se o mecanismo que controla o desaparecimento da verruga é de natureza imunológica, e se os diversos meios que influem na mente do paciente (hipnose, crenças, sugestão, persuasão) são capazes de ativá-lo, deve, obviamente, existir alguma capacidade "cerebral", um estado mental específico, que seja capaz de influenciar o funcionamento deste complexo e prodigioso regenerador que é o sistema imunológico, e de orientá-lo na direção da cura.

> Qualquer aparato mental capaz de eliminar uma verruga é algo de diverso... qualquer pessoa ou qualquer coisa que seja responsável por isso age com a precisão de um cirurgião... Tentem imaginar que progresso faríamos se conseguíssemos compreender com clareza o que acontece quando uma verruga é hipnotizada e persuadida a ir embora... seria uma guerra às verrugas, a conquista das verrugas, um regulamento nacional para tratar as verrugas.(5)

Qualquer aparato mental capaz de eliminar uma verruga seria potencialmente capaz de "eliminar" também um tumor. Em essência, é essa a conclusão do presidente de um dos mais conceituados centros mundiais de pesquisa e tratamento do câncer. Sem dúvida, o aparato está dentro de nós e, de algum modo, pode ser ativado pela mente. Esta especialíssima conexão entre Mente e Corpo, ou mais exatamente entre estados da mente e funções do corpo, está, provavelmente, na origem daquilo que a oncologia chama de *curas extraordinárias* e que cabe na acepção geral do efeito *placebo*. Como exemplo, um dos muitos casos que a literatura relata.

O caso do amável sr. Wright

Não existe médico que não tenha constatado ou tido notícias de algum paciente com câncer que, apesar da gravidade de seu estado, tenha sarado, sem que se encontrasse uma explicação médica válida para isso. O caso "do amável sr. Wright", documentado pelo psicoimunologista Bruno Kopfler em 1952, é um depoimento exemplar. O sr. Wright tinha um linfoma, neoplasia maligna que envolve os linfócitos T, células especializadas do sistema imunológico. Este linfoma tende a localizar-se nos linfonodos, causando a formação de massas volumosas. Depois de ter utilizado os tratamentos convencionais sem resultado, os médicos concluíram que pouco tempo de vida restava ao paciente. O tumor dos linfonodos superficiais chegara à dimensão de uma laranja, e a metástase atingira muitos órgãos vitais, em particular o pulmão.

Nessa fase, o tratamento médico limitava-se ao mínimo, à espera do fim inevitável. Mas o sr. Wright não tinha nenhuma vontade de morrer. Lera sobre um novo medicamento experimental, o *Krebiozen*, e tinha a séria intenção de experimentá-lo. A utilização do *Krebiozen* causou certo rumor no final dos anos 1950 e logo se demonstrou ineficaz. Mas, nesse meio tempo, espalhara-se a notícia de que garantia curas miraculosas. Wright tanto fez e tanto insistiu que conseguiu convencer o médico de sua seção a incluir seu nome na lista[3] de doentes submetidos a experimentação com o novo preparado. O médico injetou-lhe a substância numa sexta-feira à noite e foi para casa.

---

3. É comum que pacientes terminais não sejam incluídos em protocolos de terapia experimental visto que, neste estágio, não é *razoável* esperar nenhum benefício. Essa é uma disposição que responde a uma lógica incontestável, mas se baseia em uma alegação que, apesar de ser aceita universalmente, nunca foi demonstrada.

Na segunda de manhã, quando voltou, pensava que encontraria o paciente já morto, dadas as precárias condições em que o deixara. Ficou muito surpreso ao vê-lo passeando no corredor e conversando amavelmente com enfermeiros e padioleiros! As massas superficiais tinham se reduzido a menos da metade, e a respiração não era mais ofegante. Depois de dez dias da primeira dose do medicamento "miraculoso", o paciente não apresentava mais nenhum sinal visível da doença e teve alta com o diagnóstico "remissão completa": os "tumores" do sr. Wright haviam desaparecido, exatamente como as verrugas tratadas com a hipnose. O placebo funcionara de novo.

Infelizmente, depois de pouco tempo, a imprensa começou a publicar artigos sobre a ineficácia do *Krebiozen* e Wright foi um dos primeiros a lê-los. Dois meses depois, apresentou-se novamente no hospital, com sinais evidentes de recaída. Nesse momento, o médico pensou em explorar o efeito placebo. Tinha certeza de que, no caso desta sensacional regressão, estivesse em jogo algum fator que não tinha nada a ver com a bioquímica do medicamento, mas sim com a cabeça do paciente.

Informou o sr. Wright de que seria submetido a uma experimentação com um novo derivado do *Krebiozen*, mais potente e reforçado. O sr. Wright, que tinha boa índole, concordou. O médico pôs em ação um complicado cerimonial, fez o paciente esperar alguns dias, deixando-o em uma espera ansiosa e, então, administrou-lhe um substituto inativo do *Krebiozen*, um placebo. Depois de poucos dias da injeção, as massas linfonodais começaram a regredir e o derrame pleural começou a desaparecer. Wright fora novamente restituído à vida. Deixou o hospital e gozou de ótima saúde nos meses seguintes.

Esta nova trégua interrompeu-se dramaticamente quando a American Cancer Association anunciou oficialmente que o *Krebiozen* era ineficaz no tratamento do câncer. Poucos dias depois de ler este comunicado, o amável sr. Wright compareceu ao hospital com o corpo repleto de tumefações. Como disse o médico, "perdera a fé, perdera a última esperança". O paciente morreu dois dias depois.

A propósito do "amável sr. Wright", Bruno Kopfler escreveu um comentário no qual ressaltava que o paciente, do ponto de vista psicológico, caracterizava-se por uma organização *flutuante* do ego:

> Este fato se refletira em seu comportamento e na extrema facilidade com que se entregara à primeira sugestão sobre a eficácia do medicamento e, mais tarde, à experimentação deliberada do próprio médico, sem opor nenhuma defesa ou crítica. O seu Ego era simplesmente flutuante e deixava a energia vital livre para responder ao tratamento contra o câncer.(6)

Esta afirmação pode ser reunida à profecia de Aldous Huxley, que sublinhava:

> O corpo parece capaz de cuidar de si próprio. Na verdade, sem dúvida, cuida sempre de si próprio. O Eu consciente só pode formular desejos que são realizados, depois, por forças que ele mesmo controla pouquíssimo e não compreende. Quando faz alguma coisa a mais, quando se esforça demais, quando se preocupa com o futuro, reduz a eficácia dessas forças e pode até acabar fazendo com que *o corpo, privado de vitalidade, adoeça*.(7)

De fato, a fé e a esperança (duas palavras-chaves na biologia das curas extraordinárias) do sr. Wright desabaram, assim como desabara sua personalidade um pouco lábil: depois do anúncio da American Cancer Association, não encontrou mais nada em que se agarrar. Nem fora, nem dentro de si. Aquele estado mental, tão especial, que o levara a ativar não se sabe bem quais energias e quais recursos secretos, fora desencadeado e mantido em atividade por uma sugestão efêmera (a fé no medicamento) e era, por isso, destinado a dissolver-se no momento em que se dissolvesse a própria sugestão. De qualquer modo, o exemplo indica como uma crença, uma fé, uma forte persuasão, um fato mental podem provocar transformações tais, na mente e no corpo, que ativem defesas potentes e eficazes contra uma doença considerada incurável.

O exemplo do sr. Wright, assim como outros que serão descritos mais à frente neste trabalho, abre uma brecha e coloca muitas perguntas. Quanto é eficaz o placebo? Em que consiste ativar este *estado mental* que tem o poder de acionar o *guardião interno da saúde*? Como é possível acioná-lo e torná-lo "estável"?

O efeito placebo

Médicos e cientistas conhecem bem a existência e a importância do fenômeno conhecido como "efeito placebo", ainda que enfrentem o assunto com grande má vontade.[4] No passado, a medicina era muito mais consciente das complexas e misteriosas interações que se estabelecem entre corpo e mente e levava mais em consideração a utilidade do placebo. Um oncologista de Nova York, Richard Cabot, lembra-se de ter "aprendido, como, penso, qualquer médico, a usar placebos, pílulas de pão, injeções subcutâneas de água fresca e outros truques, para agir sobre os sintomas da doença, graças à ação da mente".(8)

As provas fornecidas pelos experimentos permitiram que se respondesse pelo menos a uma pergunta: em que proporção é eficaz o placebo? Um primeiro estudo de H. Beecher (9), de 1959, examinou quinze pesquisas realizadas com o método "duplo-cego" para avaliar a eficácia relativa do placebo em acalmar as dores que se seguem a uma operação. Em média, em 35% dos

---

4. A importância da variabilidade da resposta terapêutica é levada muito em consideração pela oncologia, o que explica a escrupulosidade com que se realizam as experimentações farmacológicas conhecidas como estudos clínicos controlados. As pesquisas são realizadas em "duplo-cego" (nem experimentador nem paciente sabem se é utilizado placebo ou medicamento), com pacientes randomizados (escolhidos ao acaso e distribuídos em grupos de estudo diferentes), equiparados por idade, estágio e tipo histológico de neoplasia: esses critérios visam minimizar o impacto de fatores casuais que possam modificar a taxa de respostas. Os pesquisadores sabem muito bem que a variabilidade individual (ligada às características únicas e irreproduzíveis de cada paciente) pode influir sobre a eficácia de um medicamento ou tratamento. O estranho é que ninguém ainda (com raras exceções) tenha tentado explorar essa questão.

pacientes que recebiam placebo, observava-se o desaparecimento completo da dor. Em um estudo mais recente, realizado por F. Evans(10), analisavam-se os resultados obtidos em onze experimentos diferentes: 36%, em média, dos pacientes apresentavam uma redução da dor superior a 50%.

O componente placebo está presente todas as vezes que um terapeuta administra um medicamento. Diversos estudos (10,11,12), realizados sobre diferentes tipos de medicamento, revelaram que o poder de eliminar a dor de muitos analgésicos é de 50% devido, em média, ao efeito placebo. O cálculo foi feito com a média de seis diferentes experimentos realizados em "duplo-cego" e correlaciona a porcentagem de redução de dor, obtida com placebo, à redução obtida com o medicamento testado: a relação entre os dois valores fornece o *índice do efeito placebo* para cada substância utilizada. Para a morfina, por exemplo, o índice é de 56%. É o mesmo que dizer que 56% do efeito analgésico desta substância é devido ao efeito placebo. Do mesmo modo observou-se que de 55 a 60% da resposta terapêutica obtida no tratamento da depressão e dos transtornos do sono deve-se ao mesmo mecanismo.(13)

Por outro lado, um estado mental negativo, diante da doença ou do medicamento utilizado, pode explicar muitos dos efeitos colaterais e/ou dos insucessos observados. Um estudo publicado no *World Journal of Surgery* (14) conta de um grupo de pacientes com carcinoma no estômago que recebera uma solução fisiológica em lugar do medicamento específico. Os doentes, certos de estarem sendo submetidos à quimioterapia, apresentaram, em um terço dos casos, uma vistosa alopécia, que é um dos efeitos colaterais mais mal tolerados pelos pacientes oncológicos em tratamento com medicamentos contra o câncer. Segundo os protocolos de poliquimioterapia, a alopécia se manifesta na proporção de 1% a 50-60% dos casos tratados.

A presença do efeito placebo foi demonstrada no tratamento das mais diferentes doenças (hipertensão, dor cardíaca, hemicrania, diabete, tumor, colite, úlcera gastrointestinal, dor menstrual, gripe, asma, esclerose múltipla, artrite reumática), em procedimentos médicos específicos (operações, exercícios de *biofeedback*) e psicológicos (psicoterapia). Pode, portanto, "ser considerada co-participante em qualquer situação clínica".(15)

Tendo em vista a relevância deste fenômeno, cabe perguntar como é possível que tenham sido realizados tão poucos estudos para compreender melhor a natureza e a potencialidade de um "mecanismo" que, por mais misterioso que seja, promete revelar-se muito útil e importante. A partir do século XVIII, quando foi introduzido o termo, o placebo foi intencionalmente considerado um fenômeno de pouco interesse, útil, na melhor das hipóteses, para alterar a percepção subjetiva da dor, mas não influente para a cura. A partir do físico e fisiologista alemão, Hermann Helmholtz (1845), com o desenvolvimento da medicina positivista, o desejo de explicar tudo em termos de interações físico-químicas, segundo um modelo mecanicista, contribuiu para acentuar ainda mais a separação cartesiana entre corpo e mente e rejeitar, como improvável e impossível, tudo aquilo que não se adequasse à teoria predefinida. Enfim, com a moderna estatística, o placebo acabou por ser comparado ao *noise*, o "ruído de fundo", que interfere nas distribuições de probabilidades estatísticas consideradas "normais" e, assim, sua própria existência passou a ser removida dos cálculos e tabelas.

E no entanto – parafraseando Galileu – existe! E, querendo ou não, o placebo nos obriga a rever nossos conhecimentos, trazendo, para o centro da pesquisa científica, o homem em sua totalidade e globalidade. Mente e corpo interagem de modo complexo, em diversos níveis, para chegar àquelas especialíssimas condições de ativação, os Estados da Mente, que dão acesso a um mecanismo interno de cura.

A sugestão ou a hipnose, por si sós, não bastam para explicar o efeito placebo. A resposta do organismo ao placebo compreende ingredientes diversos, de natureza emocional e simbólica. Todos juntos colaboram para despertar uma resposta neurobiológica articulada, cujo estudo, apesar de estar no início, já promete revelações desconcertantes. O ponto de partida do estudo do efeito placebo na pesquisa científica foi, sem dúvida, uma publicação da revista *The Lancet* (16) em 1978: os efeitos "surpreendentes" do placebo foram, pela primeira vez, relacionados a determinada disposição dos neurotransmissores cerebrais, moléculas que transmitem as informações dentro e fora do cérebro. Nesse estudo, eram considerados dois grupos de pacientes que apresentavam forte dor de dente. Ao primeiro, foi dado um placebo e, como era de esperar, verificou-se uma grande redução da dor. Também o segundo grupo recebeu placebo, misturado, porém, com naloxona, um antagonista da captação das endorfinas, que se liga aos receptores celulares específicos da beta-endorfina e da metaencefalina, impedindo assim que as duas moléculas exerçam seus efeitos fisiológicos. As endorfinas são neurotransmissores incumbidos de elevar o limiar da dor e de induzir, assim, um estado de analgia. Neste segundo grupo de doentes, o efeito placebo foi surpreendentemente reduzido, e a dor foi só levemente atenuada. Esse fato demonstra que o placebo age, pelo menos em parte, por meio da liberação de endorfinas. A administração simultânea de um antagonista específico, a naloxona, bloqueara exatamente este mecanismo. Estudos posteriores mostraram que a ação do placebo depende apenas em parte (17) da liberação de endorfinas. De qualquer modo, a resposta analgésica obtida durante a hipnose[5] é completamente independente da eventual liberação dos dois neurotransmissores, visto que a administração de naloxona não a inibe.(18)

Os mecanismos em jogo são provavelmente muito complexos: intervêm fatores consolidados da cultura, das tradições, das interações psicológicas específicas e *rituais* que o paciente estabelece com o médico e da *idéia* que o paciente faz da própria

---

5. Os estudiosos de neuropsicofarmacologia consideram que o efeito placebo resulte do diverso modo de interagir de vários componentes como atenuação da ansiedade, esperança no medicamento e mecanismos ativados pela sugestão e pela hipnose. Estudos realizados por Evans (21) e outros cientistas (22) evidenciaram, porém, que os mecanismos ativados pelo placebo são diferentes dos que se ativam durante a hipnose, sendo estes últimos mais específicos e seletivos. É possível que a mesma resposta de *arousal* (despertar) de energias "curativas" internas seja desencadeada de modos distintos por estimulações diferentes, mas que todas condicionem, de algum modo, um "estado de consciência alterado", que é o substrato anatômico e funcional da resposta terapêutica.

doença. Como ressalta um especialista em hipnose e placebo, o dr. Sobel, do Kaiser Hospital na Califórnia, "a fé no medicamento se adapta a um simbolismo nem sempre muito claro".

A forma e a cor também contam:[6] se são amarelos, acredita-se que modifiquem o humor, se cinza ou vermelho-escuros são considerados sedativos, se azuis ou violeta, alucinógenos e se brancos, analgésicos.

São, porém, igualmente importantes a participação e o grau de confiança que o médico demonstra em relação ao tratamento, transmitindo segurança, fé, esperança e talvez mais alguma coisa. Um exemplo relatado por H. Benson conta que, de dez doentes do coração tratados por médicos entusiasmados com os novos tratamentos, oito apresentaram respostas excelentes em relação a outros doentes submetidos ao mesmo tratamento, mas tratados por médicos céticos quanto às possibilidades deste. Benson escreve:

> O efeito ia além de uma sensação genérica de bem-estar; aconteciam melhoras *mensuráveis*... Os pacientes toleravam exercícios físicos mais intensos, reduziam os remédios tomados e apresentavam melhora no quadro eletrocardiográfico.(19)

O mecanismo do placebo é sem dúvida complexo, mas qualquer que ele seja, pode tratar-se exatamente do substrato neurobiológico que controla as "curas impossíveis". Como lembra Lewis Thomas, tais curas constituem "a tênue hipótese à qual se agarrar, com força, enquanto se espera a cura [do câncer]". Além do mais, se existe uma "cura espontânea", deve igualmente existir uma *biologia* dessa cura, que seja documentável e passível de estudo e experimentação científica. Queremos seguir suas pega-

---

6. É pelo menos curioso que a atribuição de uma qualidade terapêutica a cada cor, mesmo sendo operada no nível inconsciente, reproduza perfeitamente o que a tradição da filosofia dos mistérios do Oriente diz a propósito dos estágios da meditação: o vermelho corresponde ao relaxamento, o amarelo e o laranja à calma emocional e mental, o violeta à visão espiritual.

das para identificar como se ativa o *guardião interno da saúde*. Sabemos que tal aventura nos faz recuar no tempo, nos leva para os primórdios da prática médica e, ao mesmo tempo, nos impulsiona para a frente, na direção da emergente medicina do futuro. E. L. Rossi comentou apropriadamente que "a resposta placebo é um elemento fundamental, a pedra angular do guardião mente-corpo"(20). A definição evoca a passagem bíblica em que se diz:

> A pedra que os construtores haviam descartado tornou-se a principal pedra angular. (*Mateus* XXI, 42)

Assim como São Pedro fundou, sobre aquela pedra, o edifício de uma nova Igreja, é do mesmo modo possível, aliás, é mais do que provável, que sobre essa "pedra angular" – a partir da compreensão das insuspeitas relações entre mente e corpo – a ciência construa o templo de uma nova medicina.

Referências bibliográficas

(1) TWAIN, Mark. *Tom Sawyer*, Ravenna, Opportunity Books. 1995, p. 46.
(Em português, editado sob o título: *Tom Sawyer*. São Paulo, Verbo, 1996.)
(2) SINCLAIR-GIEBEN, A. H. C. e CHALMERS, D. *The Lancet*, 2-3 outubro de 1959, 480.
(3) LOCKE, S. e COLLIGAN, D. *Il Guaritore Interno*, Florença, Giunti, 1990, p. 227.
(4) CLAWSON, T. A. e SWADE, R. H. *American Journal of Clinical Hypnosis*, 17: 160, 1975.
(5) THOMAS, L. *Youngest science: notes of a medicine watcher*, Nova York, Viking, 1983, p. 63.
(6) KOPFLER, B. *J. Project, Techniques*, 21: 339, 1957.
(7) HUXLEY, A. *Le porte della percezione*, Milão, Mondadori, 1991, p. 58-5. [No Brasil, traduzido sob o título: *As portas da percepção*, 6. ed., Rio de Janeiro, Civilização Brasileira, 1971.]
(8) Citado in: HIRSHBERG, C. e BARASCH, M. I. *Guarigioni straordinarie*, Milão, Mondadori, 1995, p. 86.

(9) BEECHER, H. *Measurement of subjective response: quantitative effects of drugs,* Nova York, Oxford University Press, 1959.
(10) EVANS, F. Expectancy, therapeutic instructions and the placebo response. In: WHITE, L., TURSKY, B. e SCHWARTZ, G. *Placebo: theory, research and mechanisms,* Nova York, Guilford Press, 1985, pp. 215-28.
(11) MARINI, J.; SHEARD, M.; BRIDGES, C. e WAGNER, E. *Acta Psyc. Scan.,* 53: 343, 1976.
(12) WHITE, L.; TURSKY, B. e SCHWARTZ, G. *Placebo: clinical implications and new insights,* Nova York, Guilford Press, 1985.
(13) MORRIS, J. e BECK, A. *Arch. Gen. Psych.,* 30: 667, 1974.
(14) FIELDING, J. W. L. *World J. Surg.,* 3: 390, 1983.
(15) ROSSI, E. L. *The psychobiology of mind-body healing,* Nova York; Londres, Norton e Company Inc., 1988, p. 16.
(16) LEVINE, D.; GORDON, N. C. e FIELDS, H. L. *The Lancet,* 2-23 setembro de 1978, 654.
(17) GRACELY, R. H. *Nature,* 17 nov. 1983, 306: 264.
(18) GOLDSTEIN, E. e HILGARD, E. Failure of opiate antagonist naloxone to modify hypnotic analgesia. In: *Proceedings of the National Academy of Sciences,* 95: 2041, 1975.
(19) BENSON, H. e KLIPPER, Z. *The relaxation response,* Nova York, Avon, 1976.
(20) ROSSI, E. L. Op. cit.
(21) EVANS, F. The placebo control of pain: a paradigm for investigating non-specific effects in psychotherapy. In: BRADY, J., MENDELS, J., REIGER, W. e ORNE, M. *Psychiatry: areas of promise and advancement,* Spectrum, Nova York, 1977, pp. 215-28.
(22) ORNE, M. Pain suppression by hypnosis and related phenomena. In: BONICA, J. (ed.). *Pain,* Nova York, Raven Press, 1974.

De Galeno à estatística

> L'influence de l'angoisse et de l'affliction me semble être,
> en géneral, la plus commune des causes du cancer.
>
> Amussat*

As mulheres melancólicas adoecem de câncer?

Um estudo realizado há alguns anos pelo professor S. Greer do King's College School of Medicine de Londres e publicado pela conceituada revista *The Lancet* (1), chamava-se, muito significativamente, "Atitudes mentais em relação ao câncer: um fator prognóstico adicional". O trabalho envolvia mulheres com câncer na mama que estavam no mesmo estágio da doença, seguiam os mesmos tratamentos e apresentavam o mesmo tipo e grau histológico de tumor. O estudo mostrou que, em uma amostra de mulheres, a atitude mental em relação à doença condicionava o prognóstico. As pacientes haviam sido divididas em quatro grupos, segundo a reação psicológica expressa no momento do diagnóstico: a) pacientes com "espírito combativo"; b) com atitude de "rejeição e negação"; c) de "aceitação estóica"; d) de "desorientação e depressão". Depois de dez anos, a sobrevida média e a expectativa de vida resultaram significativamente diferentes. Noventa por cento do primeiro

---

* Em francês no original: "A influência da angústia e da aflição me parece ser, em geral, a causa mais comum do câncer". (N.T.)

grupo mostrava uma probabilidade de vida de treze anos e, do grupo "desorientação e depressão", apenas 20% apresentavam a mesma probabilidade. A sobrevida média nos dois grupos era, respectivamente, de 55 e de 22%.

O estudo trazia uma confirmação importante àquilo que, desde tempos remotos, vem sendo dito e escrito sobre as complexas relações entre câncer e mente.

No século II d.C., Galeno* foi o primeiro a sugerir que as mulheres *melancólicas* corressem mais risco de desenvolver carcinoma na mama. Como Hipócrates, também Galeno pensava que os diferentes perfis comportamentais pudessem ser explicados pelos desequilíbrios nos *fluidos* do organismo: o excesso de um desses *humores* (a bílis negra) era considerado causa do câncer. O câncer representou, desde o início, *"uma doença sistêmica ou metabólica que devia ser tratada com terapias sistêmicas e não locais"*. Considerações surpreendentemente modernas. Numerosos estudos epidemiológicos atuais demonstraram que, de fato, mulheres com neoplasia no seio apresentam personalidade depressiva, com dificuldade para demonstrar emoções e tendência a interiorizar a agressividade.

É possível que a teoria de Galeno tenha passado por complexas elaborações durante a Idade Média e tenha sido proposta como teoria geral das relações entre mente e câncer. É nesta perspectiva que, em 1402, o médico Lorenzo Sassuoli, escrevia a um paciente que sofria de tumor:

> Deixe-me dizer algumas coisas sobre aquilo que deve evitar. Não importa se, de vez em quando, você se enraivece e vocifera, *desde que o fervor e a vontade de viver continuem altos*. O que faz mal é *entristecer-se* e preocupar-se excessivamente com as coisas. Porque isso, como toda a Física ensina, *pode destruir o seu corpo, mais do que qualquer outra coisa*.(2)

---

* Cláudio Galeno, importante médico de Roma, no período imperial, 129-201 d.C. (N.T.)

Em 1701, o inglês Gendron (3) introduz a idéia segundo a qual um "estresse emocional intenso" contribui de modo determinante para o desenvolvimento de uma neoplasia. É com essa premissa que, em 1802, surge uma associação de jovens médicos que recebe o nome de Society for the Prevention and Cure of Cancer (4) com um programa científico, composto por onze artigos. O último deles diz o seguinte: "*Existe um temperamento em particular que predispõe à doença?*". Naqueles anos, o interesse dos médicos, sempre atentos à experiência de vida de cada paciente, concentrava-se, sobretudo, em investigar a relação causal entre a doença, os traços de personalidade e os perfis psicológicos. O nexo entre os dois termos é sugerido por observações escrupulosas que restam, porém, episódicas; não se encaixam no corpo de pesquisas sistemáticas com validade estatística. E, enfim, não é nem mesmo possível sugerir um mecanismo psicobiológico mediador entre os elementos apurados do comportamento e os do surgimento e da evolução da doença.

No século XIX, a atenção dos pesquisadores orienta-se, aos poucos, na direção dos *eventos traumáticos*. A freqüência e a intensidade desses eventos parecem caracterizar claramente o passado dos pacientes com câncer, em relação aos outros doentes. A noção de "estresse" é ainda desconhecida, mas no seu lugar encontramos uma miríade de definições que ressaltam *as experiências de vida dolorosas* das pessoas expostas a situações emocionalmente intensas e negativas.

W. A. Walshe, em sua monumental obra *The nature and treatment of cancer,* fez a primeira tentativa de integrar, em um modelo teórico unitário, aspectos da personalidade e eventos traumáticos da vida. Expõe seu ponto de vista, com clareza:

> As emoções morais produzem uma inervação defeituosa e esta alteração, por sua vez, causa a formação do tumor. Que esta seja ou não a explicação correta e, mesmo não se tendo ainda demonstrado a influência da inquietude mental, seria inútil negar fatos tão freqüentemente observados, cujo caráter, muito convincente, atesta a influência da mente sobre o câncer. Eu mesmo deparei com casos clínicos em que a conexão entre os dois fatores era tão evidente que negar a realidade parecia um desafio à Razão.(5)

Não se deve pensar que a relação entre mente e câncer interessasse só a clínicos e psiquiatras; também os cirurgiões, em geral arredios a teorias não ancoradas à sólida experimentação científica, prestavam muita atenção ao assunto. Sir James Paget – um dos pais da cirurgia – escrevia em seu *Surgical pathology*:

> São tão freqüentes os casos em que profunda ansiedade, desencorajamento e desorientação são imediatamente seguidos pelo crescimento e aumento de um câncer, que é difícil pôr em dúvida que a depressão mental contribua, junto com outras influências, para favorecer o desenvolvimento de uma constituição predisposta ao câncer.(6)

Herbert Snow, que trabalhava no London Cancer Hospital, ficou tão impressionado com as observações de Paget que se lançou em uma profunda pesquisa epidemiológica, publicada em três volumes nos anos 1883, 1890 e 1893 (7). Este estudo é o primeiro, realizado com metodologia estatística, que procura correlacionar a presença de antecedentes e o surgimento de um tumor. De 250 pacientes, ele identificou, em 156, a perda de uma relação afetiva importante nos meses ou anos que imediatamente precediam o aparecimento da doença; em 33, a presença de um estado crônico de depressão e, em 42, eventos traumáticos no plano físico, com evidentes repercussões sobre o bem-estar psicofísico. Apenas em dezenove pacientes não encontrou nenhum antecedente psicológico. Apesar de algumas inevitáveis inadequações do método, o estudo de Snow constitui um marco no âmbito das pesquisas sobre as relações entre mente e câncer. Com ele, entretanto, "chega ao final uma época: o conceito psicossomático não aparecerá mais nos textos e tratados sobre o câncer. Algumas referências esporádicas continuarão a ser feitas, mas a idéia de que exista um fator psíquico na origem da doença neoplásica praticamente desaparecerá da pesquisa científica".(8)

Será preciso esperar até o final dos anos 1950, para que a pesquisa científica volte a ocupar-se do assunto. Nesses anos, surgem os primeiros estudos epidemiológicos que procuram relacionar o desenvolvimento de tumores com algumas características da personalidade e/ou com a presença de antecedentes estressantes. Entretanto, a maior parte dessas pesquisas é vulnerável a críticas inevitáveis. Muitas, por exemplo, não previam um grupo de controle, e era, por isso, impossível avaliar o peso estatístico dos parâmetros envolvidos. Em outras palavras, não se podia ter certeza de que determinados perfis de caráter não estivessem igualmente representados em pessoas que *não* contraíam a doença. E mais: será que os grupos de pacientes eram realmente representativos da população em geral, ou constituíam uma amostra especial? Os parâmetros psicológicos refletiam realmente o "estado mental" do paciente? E, se sim, podia isso ser considerado imutável, ao longo dos muitos anos durante os quais uma pesquisa epidemiológica é conduzida? Não estariam, ao contrário, sujeitos a numerosas variações? Esse conjunto de limitações explica a extrema heterogeneidade dos resultados obtidos com as análises de epidemiologia descritiva. Ao invés de esclarecer a existência de uma associação *estatisticamente significativa, não devida ao acaso*, entre personalidade, eventos estressantes e tumores, tais limitações contribuíram para gerar confusão. Muitos desses limites só foram superados com a chegada dos estudos prospectivos e da análise multivariada (que considera ao mesmo tempo vários fatores de risco). Mas, mesmo assim, não se conseguiu obter – na área epistemológica – confirmações seguras do que continua a ser, até hoje, uma intuição em busca de verificação.

"A" de afetividade

A perda de uma relação afetiva, do cônjuge em particular, é considerada um evento traumático de grande importância e um fator de risco para o surgimento ou progressão de um tumor. Um dos primeiros estudos realizados sobre esse tema mostrou que o aparecimento da leucemia ou do linfoma (duas formas de tumor do sistema hematopoiético) era associado, com mais freqüência, a pessoas que, na idade infantil ou na adolescência, haviam sofrido *perdas afetivas* (morte de um dos pais, de um parente próximo)[9]. Em um estudo que ainda é fundamental na pesquisa psicossomática, L. LeShan[8] submeteu mais de duzentos pacientes oncológicos a repetidas análises psicológicas que revelaram o seguinte: na maior parte dos casos, os pacientes, antes de adoecer, haviam mantido relações afetivas muito estreitas, nas quais haviam concentrado energia e expectativas; a perda de tal relação teria provocado a quebra de um *equilíbrio psicológico precário*, que precedera, de seis a doze meses, o surgimento da neoplasia. Várias pesquisas retrospectivas[1] (10,11) confirmaram estas primeiras considerações, mas não todas (12,13). É difícil que estudos estritamente epidemiológicos possam um dia chegar a demonstrar que a perda de uma relação afetiva institucionalizada (pai ou mãe, filho ou filha, cônjuge) influencie o surgimento e/ou a evolução do câncer, ou de qualquer outra doença. E como poderia ser diferente? As pesquisas epidemiológicas tratam de números, e as relações afetivas envolvem as pessoas em todos os níveis – mental, biológico, espiritual – e ainda sofrem a interferência de uma infinidade de variáveis que não é possível quantificar e reduzir a um modelo interpretativo único. Além disso, a pesquisa estatística deve basear-se na suposição de que as relações que está estudando tenham todas o mesmo valor e o mesmo significado, o que não é verdade. Não sabemos quantos desses viúvos ou viúvas teriam ficado felizes com o desaparecimento precoce, ou não, do companheiro/a, nem quantos, justamente graças ao luto, teriam conseguido retomar o curso da própria vida.

Também não sabemos quantos ficaram indiferentes e quantos ainda viveram a perda como uma tragédia indescritível. Por trás de cada relação afetiva existe um mundo de valores, de experiências vividas, expectativas, sonhos, esperanças e também – por que não? – contraposições, brigas terríveis, sofrimento,

---

1. Nos estudos citados, as pessoas a correr maior risco pareciam ser as que haviam sofrido, na infância ou na adolescência, perdas ou carências afetivas das quais se haviam recuperado, com grande esforço, reconstruindo um novo equilíbrio psicoafetivo e que, na vida adulta, haviam sofrido a perda da nova relação afetiva de referência (morte do cônjuge, de um dos pais, do amigo do coração). O segundo evento estressante destrói, neste caso, os mecanismos de "compensação" e de "adaptação" realizados e associa-se a um risco mais alto de câncer, nos anos imediatamente seguintes à perda.

histórias de degradação e de indiferença, em resumo uma variedade de situações que a estatística pretende uniformizar arbitrariamente, reduzindo a um parâmetro simples. Ninguém, com um mínimo de bom senso, pensaria em equiparar uma perda afetiva à outra; o significado da perda muda em relação à história *de cada casal*, e varia, principalmente, o modo de reagir de cada pessoa. Será que os estudos epidemiológicos levaram alguma vez em consideração este parâmetro? Sinceramente, tais estudos não dizem, nem podem dizer nada. Demonstram mais uma vez a limitação da abordagem epistemológica e estatística ao estudar um tema que, pela própria natureza, não se presta a este tipo de análise.

Algumas indicações expressivas surgiram, felizmente, com pesquisas que estudaram a variação de alguns parâmetros imunológicos, em amostras selecionadas de viúvos,[2] antes e depois da morte da consorte. Por exemplo, o estudo realizado pelo grupo de S. Schleifer, da Mount Sinai School of Medicine de Nova York, demonstrou que três importantes funções imunológicas – resposta linfocitária à fito-hemoaglutinina (PHA), à Concanavalina A (ConA) e ao mitógeno PWM – revelavam-se muito *deprimidas após* o desaparecimento do cônjuge (14). A capacidade dos linfócitos – sustentáculo de nossas defesas imunitárias – de reagir à estimulação dos antígenos testados permanecia reduzida por pelo menos quatro meses e voltava à normalidade só muito lentamente, depois de mais ou menos um ano.

O estudo de Schleifer trazia a primeira demonstração clara de como a perda de uma relação afetiva importante, vivida com intensa e dilacerante participação emotiva, induzia, no cônjuge que sobrevivia, uma *consistente inibição de importantes aspectos da*

---

2. O estudo citado de Schleifer compreendia quinze casais, juntos, em média, havia trinta anos e, portanto, muito familiarizados. Os maridos haviam sido estudados por aproximadamente seis meses (com intervalo que ia de dois a 22 meses) antes da morte da consorte e de quatro a catorze meses, após a morte. A duração da doença (carcinoma no seio), para todas as pacientes, não fora inferior a dois anos e meio, durante os quais expectativas e sofrimentos haviam sido plenamente compartilhados com o cônjuge. É presumível que a ligação do casal houvesse sido rica de implicações emocionais e afetivas.

função imunológica. A pesquisa limitava-se, é claro, a sugerir que a associação entre os dois fenômenos – viuvez e depressão da resposta linfocitária – fosse estatisticamente significativa. Não dizia nada sobre a razão disso e tanto menos comentava se poderia haver alguma ligação entre esse fato e o eventual futuro surgimento de uma doença importante, como o câncer. De fato, mudanças nos hábitos alimentares, na duração e na quantidade de sono ou no consumo de medicamentos (principalmente psicotrópicos) podiam, teoricamente, explicar as modificações imunológicas observadas. Os pacientes de Schleifer, porém, haviam sido cuidadosamente controlados. Era possível excluir qualquer influência dos fatores mencionados. Schleifer concluía, então, que "o efeito da morte da esposa sobre a função linfocitária poderia ser devido a uma reação de estresse mediada pelo sistema nervoso central, [dado que] processos psicossociais, como os eventos estressantes da vida, podem ser associados a mudanças promovidas pelo sistema nervoso central" (14). Ainda não ficava demonstrado que as alterações observadas no sistema imunológico fossem por si sós *suficientes* para expor a um risco maior de contrair um tumor.

Um estudo realizado pelo grupo de M. Irwin (15) respondeu a essa pergunta. O estudo mediu os diversos grupos linfocitários e, em particular, a atividade das células *natural killer* (*NK cells*), em três grupos de mulheres: viúvas, esposas com maridos em fase terminal de câncer no pulmão e voluntárias sãs, tomadas como grupo de controle. As células NK constituem um subgrupo de linfócitos com grandes grânulos citoplasmáticos (*LGL: Large Granular Lymphocytes*) desprovidos de "memória imunológica" e independentes do sistema de histocompatibilidade maior: a função delas *prescinde* da presença de antígenos reconhecíveis como estranhos; as *NK cells* agem de modo "não específico" e imediato em relação a uma grande variedade de "agressores" que vão do vírus às células que formam os tumores. Estudos realizados com ratos privados de linfócitos T e B, mas com níveis normais de NK, revelaram que os animais podem, do mesmo modo, destruir inoculações de células tumorais, desde que de pequenas dimensões.(16)

Da mesma maneira, a administração de concentrações purificadas de LGL (de células NK principalmente) em animais nos quais se transplantara um tumor mamário conseguia inibir o crescimento deste. Reduzia-o a menos de 25%, em relação ao grupo de ratos cuja atividade das células NK fora previamente inibida (17). Esses estudos permitiram concluir que as células NK desempenham um papel extraordinário ao proteger o organismo da formação de tumores, *principalmente na primeira fase da doença*. Qualquer substância, medicamento ou evento capaz de reduzir as concentrações plasmáticas das células NK pode expor um animal ou uma pessoa ao risco de contrair uma neoplasia.

No estudo de Irwin, a atividade das células NK demonstrou-se significativamente inferior nos primeiros dois grupos de mulheres, em relação ao terceiro. Não só. A redução era estreitamente correlacionada ao grau de depressão psicológica experimentado pela pessoa. As relações entre os subgrupos de linfócitos T (*T-suppressor e T-helper*) também estavam alteradas e predominava o subgrupo *T-suppressor*. O conjunto de dados sugeria que a perda afetiva experimentada ou prevista induzia a modificações na atividade do sistema nervoso. Tais modificações eram capazes de influenciar sensivelmente pelo menos duas das mais importantes funções imunológicas.

"D" de depressão

Um médico muito atento à saúde de seus pacientes sabe bem que uma atitude depressiva encontra-se freqüentemente na origem de outras futuras doenças. Em 1817, Cutter ressaltava que:

> [...] a depressão está presente com demasiada freqüência nos doentes com câncer para não ser evidenciada. Não há nada como preocupações e desespero para influenciar o modo em que os indivíduos adoecem.(18)

Esta constatação, que ressalta o nexo entre "saúde mental" e "saúde do corpo", confirmava o antiqüíssimo epigrama de

Marziale*: *Mens sana in corpore sano,* tese óbvia que a pesquisa científica, porém, teve o cuidado de verificar. Vários trabalhos (19,20) demonstraram que as taxas *totais* de mortalidade por doença são mais altas entre indivíduos caracterizados por "má saúde mental" – assim definida, pela presença de sintomas depressivos, traços de ansiedade e de elevado estresse emocional. Essas características pertencem ao quadro clínico da depressão, que é a verdadeira "mãe de todas as doenças".

O primeiro estudo longitudinal realizado por R. B. Shekelle (21) da Presbyterian University de Chicago identificou uma associação muito significativa entre depressão e risco de câncer. A pesquisa foi realizada com uma ampla (2.107) e homogênea amostra de funcionários da Western Electric Company's que se submeteu ao teste Minnesota Multiphasic Personality Inventory (MMPI) e foi acompanhada por dezessete anos, mediante entrevistas anuais, registros de doenças ocorridas e eventuais causas de morte. Os resultados demonstraram que, independentemente da idade, do consumo de tabaco e álcool, da ocupação específica e da presença de precedentes familiares com a doença neoplásica – todos fatores que contribuem para aumentar a suscetibilidade aos tumores –, as pessoas que sofriam de depressão, ou apresentavam traços de caráter do tipo depressivo, apresentavam uma freqüência de mortalidade, por câncer, superior aos outros grupos e um "risco relativo" *duas vezes superior* ao do grupo com "boa saúde mental".

O estudo é, com razão, bastante citado pela literatura científica. Apesar do interesse que suscitou, suas conclusões não foram confirmadas por numerosos estudos sucessivos (22,23,24,25). Entre as pesquisas realizadas na última década, a única exceção foi o trabalho de E. J. Shakin e J. Holland, que demonstrou que a incidência da depressão é significativamente mais elevada em pacientes com tumor no pâncreas do que no grupo de controle "são" e no grupo de doentes com neoplasias gastrointestinais.(26)

A contradição entre os resultados das várias pesquisas levanta dúvidas sobre a utilidade dessa abordagem. A primeira crítica

---

* Marco Valerio Marziale, poeta latino do século I d.C. (N.T.)

refere-se ao próprio pressuposto sobre o qual esses estudos se baseiam: como é possível uma síndrome depressiva ser considerada imutável durante os dez ou vinte anos que dura uma pesquisa epidemiológica? Quem e o que nos garante que esse parâmetro não exprima um estado transitório? Quem nos garante que, nos anos sucessivos ao primeiro exame, indivíduos inicialmente não deprimidos não tenham passado por episódios depressivos? É fácil compreender que não seja possível realizar uma pesquisa que leve em consideração, em tempo real e continuamente, as flutuações de humor de um grupo amplo de pessoas, por um período não inferior a dez anos. Em segundo lugar, a maior parte dos estudos não faz distinção entre *tipos* de depressão, nem leva em consideração os eventuais tratamentos. Com freqüência, as pesquisas não são comparáveis entre si, justamente porque os parâmetros examinados são diferentes e porque os instrumentos utilizados para medi-los também o são.

Mesmo sem entrar no mérito da fidedignidade das diferentes "escalas" utilizadas para avaliar a presença de sintomas depressivos, é o caso de perguntar *o que* esses testes medem realmente: um sintoma, um estado mental, ambos? Um transtorno da personalidade ou uma condição claramente patológica? E, se assim for, que características a distinguem das outras doenças mentais? Em outras palavras, quando falamos de *depressão*, sabemos realmente do que estamos falando? Ainda não temos certeza de que a "depressão", no modo em que é descrita pelas "escalas" psicológicas utilizadas nos estudos estatísticos, seja realmente uma doença – e qual? – ou só um traço de personalidade. É claro, então, que, para os estudos de epidemiologia descritiva, seja impossível obter indicações *seguras* sobre a associação entre risco oncológico e esta entidade complexa, com aspectos indistintos e instáveis que é a depressão.

"E" de estresse

Vários autores pensaram em correlacionar a "freqüência" de eventos de tipo estressante – os chamados *life events* da literatura científica anglo-saxônica – com a freqüência de incidência de tumores.

Boa parte das pesquisas envolveu mulheres com neoplasia no seio. Um antigo estudo (27) de 1955, realizado por M. Reznikoff, da Yale University, demonstrava que mulheres com câncer no seio apresentavam uma incidência mais alta de "perdas afetivas" durante a primeira infância do que mulheres da mesma idade de um grupo de controle. Esta "perda" caracterizava-se por uma experiência emocional carregada de excesso de senso de responsabilidade em relação aos pais e a irmãos menores. Na fase adulta, o casamento dessas mulheres fora muitas vezes marcado pela separação e/ou pela insatisfação. Essas pacientes apresentavam ainda uma atitude negativa e de rejeição em relação à maternidade, associada a algumas características do transtorno generalizado de identificação feminina. Os resultados de Reznikoff confirmavam dados de outros estudiosos (28), mas não foram comprovados em pesquisas posteriores.(29,30,31,32)

Os dados obtidos sobre *outros* tipos de neoplasia são surpreendentemente diferentes. R. L. Horne e R. Picard (33) demonstraram uma estreita correlação entre a perda *recente* de uma relação afetiva, a exposição a outros eventos estressantes e o surgimento de uma neoplasia pulmonar. Essa relação possui também um valor de *prognóstico*: baseando-se em algumas variáveis psicossociais e mantendo sob observação, por cinco anos, um grupo de pacientes com doenças pulmonares benignas, os autores conseguiram *prever o diagnóstico em 80% dos casos!* Resultados semelhantes foram obtidos por estudos realizados sobre os fatores de risco epidemiologicamente correlacionados às neoplasias na infância: os trabalhos de I. J. Jacobs (34) e de W. A. Greene (35) mostraram que crianças com neoplasias apresentam uma incidência de eventos estressantes *duas vezes* superior à do grupo de controle.

Os trabalhos de S. Leher (36) deram uma grande contribuição ao tema. O autor comparou a história clínica de pacientes com neoplasias gástricas com a história de dois grupos de controle (doentes com carcinoma no cólon e voluntários sãos) e demonstrou que existe uma estreita relação entre eventos estressantes e câncer gástrico, mas não entre eventos estressantes e tumor do cólon. Este estudo levanta uma importante questão, que, por ser subestimada, já prejudicou, muitas vezes, os resultados das pesquisas nessa área: é possível demonstrar uma relação significativa entre eventos estressantes e *determinado tipo* de câncer, *mas não todos*. Ao considerar a estreita correlação existente entre estresse e sistemas imunológico e endócrino, parece provável que alguns tumores estejam, mais do que outros, sob controle desses sistemas e sejam assim mais sensíveis às perturbações causadas por eventos estressantes. Outras neoplasias estão, provavelmente, *fora do alcance do controle* do organismo. O trabalho de Leher introduziu, implicitamente, a idéia de que o surgimento e o crescimento de uma neoplasia não são parâmetros independentes, mas sim *dependentes* da capacidade que o organismo tem de exercer maior ou menor controle sobre eventos que, por si sós, podem promover ou inibir a doença.

Tal intuição recebeu confirmação de um estudo realizado por C. L. Cooper. Essa pesquisa (37) comparava pacientes com câncer com três grupos de controle (mulheres com cisto no seio, com doenças benignas nas mamas e mulheres sãs). Foi demonstrado que as pacientes com câncer apresentavam *um número menor de eventos estressantes*, mas carregados de *maior peso emocional*. O grupo com câncer exibia também uma evidente tendência a remover/suprimir os sentimentos e as emoções e, o que é mais importante, *uma capacidade reduzida de enfrentar o evento estressante*. As conclusões desse estudo introduziram, pela primeira vez, um critério diferencial de importância incalculável do ponto de vista epidemiológico: não existe um evento que seja estressante em si mesmo. É *o modo* pelo qual o indivíduo *percebe* e *interage* com o evento que o classifica ou não como estressante. A ênfase dada a esse aspecto da questão retoma o que Epíteto já notara no século IV a.C.:

> Os homens ficam perturbados não *pelas* coisas, mas pelo modo como as vêem.

É surpreendente que este aspecto não tenha despertado a atenção que realmente merece e tenha começado a ser considerado apenas nos últimos anos, no âmbito de estudos que investigavam a relação entre estilos de personalidade e câncer.

Todavia, algumas importantes exceções contribuíram para demonstrar a utilidade dessa abordagem *dinâmica* no estudo das relações existentes entre estresse, câncer e personalidade (entendida como disposição interior específica para reagir ao evento estressante). Um estudo (38), de algum tempo atrás (1954), foi o primeiro a fornecer indicações relevantes sobre a relação entre os fatores de risco presumidos e a formação de tumor no colo do útero (carcinoma da cérvix uterina). Um extenso grupo de mulheres com carcinoma no colo do útero fora comparado com um grupo igualmente grande de pacientes com outros tipos de tumor. Em relação ao grupo de controle, as pacientes com neoplasia no colo do útero apresentavam uma incidência mais alta e muito significativa de eventos estressantes ligados à vida matrimonial. Esta caracterizava-se por insatisfação sexual, por incômodo latente ou manifesto em relação ao sexo, atingimento esporádico e/ou raro do orgasmo, aversão pelo cônjuge, alta freqüência de separação ou divórcio. O conflito vivenciado na relação afetiva condicionava, por sua vez, o surgimento de atitudes de rejeição da feminilidade, de relutância em relação ao mundo exterior e favorecia a formação de sentimentos de pessimismo.

A. H. Schmale e H. P. Iker (39), em um estudo que se tornou famoso, retomaram, em parte, esses resultados precursores e concentraram a atenção na inadequação das reações aos eventos estressantes. Conseguiram prever o surgimento de tumores no colo do útero com uma precisão superior a 70%. A pesquisa envolveu uma amostra de 51 mulheres, subdivididas em dois grupos. A formação dos grupos foi feita segundo o critério do risco presumível que as mulheres corriam de contrair a doença. Este suposto risco era determinado segundo a exposição a eventos estressantes, a capacidade de enfrentá-los, as características da relação sentimental e das experiências emocionais. Depois de anos, onze mulheres, das dezenove do grupo de alto risco, apresentaram um carcinoma na cérvix. No grupo de baixo risco houve apenas sete casos. Até agora, estes resultados não foram contestados. Ao contrário, receberam confirmações respeitosas por meio dos trabalhos de K. Goodkin (40) e de A. T. Beck (41).

"C" de câncer

Surpreendentemente, foi um estudo realizado sobre pacientes com aids que veio a confirmar a estreita ligação existente entre o surgimento-evolução do tumor e as características de personalidade.

Lydia Temoshok, professora da School of Medicine da Universidade de São Francisco, na Califórnia, ficara impressionada com a existência de um subgrupo de doentes de aids que, apesar da evolução rapidamente fatal que a doença tem em geral, sobrevivia anos, em condições de saúde razoáveis, se não boas. O estado dos pacientes não dependia dos valores plasmáticos dos linfócitos T que, como se sabe, são os mais importantes para determinar o prognóstico dessa doença. Esses doentes foram estudados e longamente interrogados pela professora Temoshok e por George Solomon, professor da UCLA, psiquiatra, filósofo, precursor dos estudos experimentais que investigam os nexos entre doenças degenerativas (como o câncer) e estresse. As respostas obtidas durante longas conversas foram as mais diversas. Para muitos, a explicação estava na recusa em perceber a doença como uma inevitável condenação à morte e de havê-la, ao contrário, recebido como oportunidade de *redescobrir* a vida e dar-lhe um *significado* diferente: muitos deles haviam, assim, retomado trabalhos e projetos esquecidos ou até mesmo iniciado novas atividades. Outros haviam reagido com vigor, informando-se sobre a doença e envolvendo-se pessoalmente na luta pela pesquisa científica. Quase todos falavam abertamente da própria condição, desabafando e manifestando sentimentos fortes e contrastantes — raiva, medo, vontade de viver — decorrentes da própria experiência emocional. Exprimiam temor, *mas não se abandonavam a ele*. Falavam de esperança, sem que essa dominasse seus pensamentos.

Escreve a professora Temoshok: "Colocam em primeiro plano as próprias necessidades, sabem dar-se valor, não se sentem nem desorientados nem impotentes, não são insolentes nem passivos na relação com os médicos, que consideram um pouco como sócios" (42). *Têm a sensação de poder influir sobre a evolução da própria doença*, mas cada um a seu modo: ninguém tem a receita ideal para os outros e ninguém pensa em impor ou sugerir a própria receita aos demais. É claro que todos consideram – e os médicos que os tratam concordam – que o modo de "reagir" tenha um papel importante, independentemente das muitas e várias causas que estão por trás da "miraculosa" sobrevida. Quase todos pensam que a funesta equação aids = morte, difundida pelos meios de comunicação e corroborada pela maior parte das "estatísticas", contribua para acelerar o desenlace fatal dos casos de aids.

A Ciência não sabe explicar por que existem estes sobreviventes, nem como, muitos deles, não contraem infecções letais e tumores (como a maior parte dos doentes de aids), mesmo apresentando níveis de linfócitos T muito baixos, até mesmo próximos de zero. Em um primeiro momento, as pessoas que lidavam com o fenômeno tiveram dificuldade em encontrar quem acreditasse que os dados que possuíam tivessem validade real, visto que epidemiologistas e estatísticos os consideravam simples "anomalias casuais". Jay Levy, da Universidade de Califórnia, foi sempre contra essa postura. Definiu-a como "uma tentativa de minimizar a importância desses casos, usando uma fórmula matemática. É incrível como certas pessoas podem banalizar a vida, impingindo-lhe a etiqueta da casualidade. Nada acontece por acaso. Deve existir uma explicação".(43)

A professora Temoshok submeteu a uma pesquisa psicológica uma amostra de doentes com aids, com base nos parâmetros sugeridos pelo estudioso japonês Kobasa.(44) Ele identificara, não um tipo psicológico, mas uma modalidade de caráter ("*hardness*": resistência, audácia), caracterizada por "3 c": *Control, Commitment, Challenge* (Controle, Envolvimento, Desafio). As pessoas que têm poucos pontos no parâmetro "controle" experimentam uma sensação de impotência em relação à doença. Vários estudos, realizados com animais e com seres humanos, demonstraram que os indivíduos com níveis de "controle" inferior à norma apresentam qualidade de vida ruim e taxas de sobrevida reduzidas, em presença de um tumor.(45)

O "envolvimento" exprime o compromisso que a pessoa tem com a própria saúde e opõe-se, digamos assim, a uma atitude de alienação. As pessoas com altos valores nesse parâmetro procuram e encontram um *significado* no próprio trabalho, nas relações que estabelecem, em tudo o que lhes acontece. De alguma maneira, transformam a insípida seqüência de fatos que constelam a vida em um conjunto ordenado, no qual é possível entrever *um significado*... satisfazem, assim, a necessidade de *porquê,* a qual, como outras necessidades primárias, é uma exigência fundamental da nossa vida. Enfim, as pessoas com muitos pontos no parâmetro "desafio" estão, em geral, dispostas a vislumbrar, em um evento *potencialmente* estressante, um "desafio", uma prova a ser enfrentada com boas probabilidades de sucesso e não uma ameaça.

No estudo realizado pela equipe da professora Temoshok (46), o grupo de pacientes com aids que sobrevivia havia muito tempo revelava, nos três parâmetros, valores superiores aos do grupo de controle, que sobrevivia por muito menos tempo (menos de um ano de vida). Os pacientes do primeiro grupo apresentavam incidência mais baixa de infecções oportunistas e, sobretudo, de neoplasias (linfomas e sarcoma de Kaposi) que, nos doentes de aids, são as causas mais freqüentes de morte. Os traços de personalidade caracterizavam-se por altos valores nos "3 c" de Kobasa, o que os diferenciava claramente daqueles do grupo que ia em direção a um desfecho negativo. As características destes últimos definiam uma personalidade do *Tipo C.* "C", justamente, de câncer. É um "tipo" de personalidade freqüentemente associado a pessoas que contraem tumores.

Um estudo de J. W. Shaffer (47), da Johns Hopkins School of Medicine de Baltimore, fornecera uma antecipação destes resultados. Demonstrara, de modo irrepreensível, a existência de uma relação entre estilo de personalidade e futuro desenvolvimento de algumas doenças. O estudo envolvera 972 estudantes do sexo masculino, diplomados em medicina entre 1948 e 1964. Eles haviam sido submetidos a uma análise psicológica e, a partir daí, acompanhados por cerca de trinta anos com entrevistas anuais, realizadas pela própria escola. A escolha da amostra fora muito oportuna porque permitia presumir que, pelo menos por alguns anos, as condições de vida e os interesses culturais de todos seriam padronizados o suficiente para que o grupo de estudo pudesse ser considerado homogêneo. A análise das diversas variáveis de personalidade permitira que se identificassem cinco *clusters* (grupos) de caráter, definidos do seguinte modo: a) *"normal"*, mas cujos resultados psicológicos na análise tendiam a estar abaixo da norma; b) *são/sensível*, sujeitos com boas relações familiares, interação positiva com os outros, mas com tendência à ansiedade; c) *emocional/acting out*, pessoas com resultados superiores à média quanto às reações emocionais (ansiedade, depressão, irritabilidade, euforia) e à hiperatividade; d) *solitário*, caracterizado pela falta de interesses profundos (intelectuais e recreativos), pouca capacidade de adaptação e de construção de relações interpessoais; e) *conflitante*, pessoas com resultados superiores à norma em relação ao grau de conflito interpessoal (por respostas positivas ou negativas), com problemas de ajuste social e de adaptação em geral.

A incidência mais alta de tumores (e a expectativa de vida mais baixa) fora observada no grupo "d". Neste grupo, o risco de tumor resultara *dezesseis vezes superior* ao do grupo "c", mas não *significativamente superior* ao do grupo "a". Os resultados sugeriam que as pessoas que tendem a suprimir as emoções e a interpretar negativamente a relação com o mundo externo, desenvolvendo hostilidade e frustração em relação às dificuldades da vida, apresentam uma notável suscetibilidade às doenças neoplásicas e, no geral, freqüência reduzida de sobrevida (88% contra 99,3% do grupo "c"). O que mais surpreendera fora o fato de que também os sujeitos "aparentemente" normais, mas com resultados psicológicos baixos nas variáveis consideradas, haviam apresentado uma elevada incidência de tumores, comparável à do grupo "d". Era um pouco estranho. Os sujeitos da amostra "c" podiam, na verdade, ser considerados, no todo, *menos expostos* a situações estressantes, por apresentarem um nível mais baixo de neurotização, conflito psicológico e reatividade emocional.

Uma interpretação indireta desses dados foi dada, mais tarde, pelos cientistas empenhados na área da psiconeuroimunologia do estresse. Lazarus e seus colaboradores (48) mostraram que a secreção de catecolaminas – neuromediadores cerebrais cujas rápidas flutuações assinalam a resposta do organismo a um evento estressante – revela uma distribuição em "U", em função da intensidade do estímulo. As catecolaminas tendem a elevar-se em presença de valores excepcionalmente baixos e/ou altos de estimulação estressante – ruído, afetividade etc. Em outras palavras, se os sujeitos são expostos a ruídos ensurdecedores ou ao silêncio absoluto, a condições de hiperproteção ou de carência afetiva etc., a resposta bioquímica do organismo é a mesma. Os parâmetros clínicos examinados paralelamente (ansiedade, depressão, reação emocional) tinham andamento perfeitamente coincidente. Os autores do estudo concluíam, com razão, que, do mesmo modo que a exposição excessiva a fatores estressantes pode ser nociva, também a carência destes pode induzir a uma ativação anômala dos circuitos neuroendócrinos envolvidos na resposta de adaptação.

Assim, o estudo de Shaffer ressaltava que a reduzida capacidade de entrar em relação positiva com a vida e a *tendência a reprimir as experiências emocionais* estivessem entre os elementos que caracterizam a personalidade dos sujeitos mais expostos ao risco de neoplasia. D. M. Kissen (49,50) já chegara a conclusões análogas. Em seus estudos precursores, correlacionara o risco de câncer no pulmão com a alexitimia (incapacidade de exprimir emoções). A análise considerara também vários outros parâmetros, em especial a exposição a fatores de risco cancerígeno, ambientais e comportamentais, bem conhecidos. A correlação entre emoções e risco de tumor era *independente* também do consumo de cigarros. Por isso, o autor concluía que "*ambos, consumo de cigarros e traços típicos de personalidade, parecem estar envolvidos na formação do câncer*".

Estes resultados funcionaram como ponto de partida para a reflexão do grupo de trabalho da profa. Temoshok (51). A estudiosa e seus colaboradores conheciam bem o fato de que, em cardiologia, uma vastíssima série de resultados permitira que se chegasse à definição de um estilo comportamental específico. Tal estilo – o *Tipo A* – caracterizava-se por um risco altíssimo de coronariopatias (52,53) e por traços de caráter específicos.[3] A

---

3. Os sujeitos definidos como *Tipo A* (*Type A Coronary-prone Behaviour*) caracterizam-se por traços de ambição e competitividade extremos, impaciência, excesso de trabalho e exploração exagerada dos próprios recursos, numa corrida contínua contra o tempo. Esse tipo de personalidade implicaria uma constante

possibilidade de chegar a resultados análogos no campo oncológico levou a profa. Temoshok a cunhar a definição de personalidade de *Tipo C* (*Type C Cancer-prone Personality*). Trata-se, a princípio, de um tipo de personalidade oposto ao *Tipo A*: caracteriza-se pelo pessimismo, tendência a antecipar e interpretar os eventos de modo negativo, com altos níveis de repressão e inibição da experiência emocional (54). Sob vários aspectos, o modelo de personalidade do *Tipo C* é o primeiro que leva em consideração, na totalidade, a personalidade, o estilo de reação e os eventos estressantes vividos pelo paciente, numa tentativa unitária de interpretação que supera as limitações e a esquematização dos procedimentos adotados pela maior parte das pesquisas precedentes.

A validação dessa abordagem deu-se por meio de dois estudos que envolviam pacientes com melanoma maligno, voluntários sãos e doentes coronarianos (55,56). Nas duas pesquisas, os doentes com câncer apresentaram características coincidentes com aquelas definidas teoricamente para o *Tipo C*. Os doentes cardiovasculares recaíam na categoria "*A*" e os voluntários saudáveis ocupavam uma posição intermediária, definida como *Tipo B*. A correlação entre personalidade do *Tipo C* e melanoma demonstrou-se particularmente significativa nos sujeitos mais jovens (com menos de cinqüenta anos).

As características psicodinâmicas do *Tipo C* explicam também como esses pacientes enfrentam a doença de modo ineficaz: tendem a adiar a consulta a um médico diante dos primeiros sintomas e a desinteressar-se da doença e das implicações inerentes à modalidade de tratamento. Essa postura incide, indiscutivelmente, de modo desfavorável sobre o prognóstico, não só do melanoma, mas, em geral, de todos os tipos de tumor e, generalizando ainda mais, de todas as doenças importantes.

Por mais sugestivos que sejam, esses estudos não resolvem, porém, a eterna questão: o quadro de personalidade observado –

---

solicitação de algumas vias neuroendócrinas responsáveis por uma forma específica de "ativação" contínua da reação de estresse, a ponto tal de facilitar o surgimento de doenças cardiovasculares (isquemia cardíaca, ictus cerebral, coronariopatia, aterosclerose).

o Tipo C – favorecia a formação do tumor ou era só uma conseqüência dele? Dois estudos longitudinais, realizados na Iugoslávia (57) e na Alemanha Ocidental (58), com 2 mil pessoas, parecem sugerir que as características das pessoas precedem o desenvolvimento da doença tumoral. Nos dois trabalhos, os autores avaliaram uma população sã e subdividiram-na em quatro *clusters*: o primeiro compreendia pessoas com características do *Tipo C*, o segundo, com personalidades do *Tipo A*, e os grupos III e IV reuniam indivíduos com características intermediárias. Dez anos depois, verificou-se que as causas de mortalidade distribuíam-se em quatro grupos e respeitavam as previsões elaboradas segundo o modelo de personalidade. Entre os sujeitos do primeiro *cluster* houvera um alto índice de mortalidade devido a tumores e um índice baixo por doenças cardiovasculares. No segundo grupo, registrara-se um resultado exatamente oposto. O estudo iugoslavo demonstrou que, no primeiro grupo, 46,2% das mortes ocorriam devido à doença tumoral e 8,3% à doença cardíaca. No estudo alemão as porcentagens eram, no primeiro grupo, 7,4-38,4% devido a tumores e 1,8-7%, a doenças cardíacas.

Sinergias obscuras e pérfidas alianças

As situações de tipo estressante devem ser consideradas em relação a como interagem com o caráter da pessoa e, também, em relação a fatores de risco bem conhecidos que possam coexistir (substrato genético, dieta, tabaco, infecções). O fato de que a origem do tumor seja atribuível a uma *pluralidade de fatores* torna, por si só, inaceitável qualquer análise estatística e epidemiológica *univariante*, ou seja, que leve em consideração *um só* fator de risco. Os pesquisadores concordam, hoje, unanimemente sobre esse ponto e também isso contribuiu para gerar um clima de desconfiança cética em relação às publicações do passado.

A esse propósito existem poucos estudos, mas os que foram publicados até agora confirmam que os diversos fatores de risco interagem de modo sinérgico (59,60) ao amplificar o risco de câncer: "os resultados, a essa altura, provam amplamente que *os fatores de risco agem em sinergia e não em adição*. Além disso, existem agora cada vez mais dados, acumulados aos poucos, que mostram que os *fatores de risco psicossociais interagem em sinergia* com os fatores de risco físicos" (61). Dito isto, termina o consenso entre os epidemiologistas: não há acordo sobre *como* deve ser entendida a sinergia e como pode ser matematicamente descrita, dado que o uso de modelos diferentes pode produzir resultados diferentes e nem sempre coerentes entre si (62,63). Um ótimo exemplo disso é dado pelo estudo de H. J. Eysenck, da Universidade de Londres, realizado com uma população acompanhada por dez anos. Na tabela que se segue, encontram-se os dados dos 2.374 sujeitos estudados, relativos a neoplasias pulmonares, mortes por outras causas, exposição a fatores de risco físicos (como fumo) ou psicossociais (estresse).

Tabela 1 – Mortalidade por câncer no pulmão em uma amostra de 2.374 pessoas estudadas por dez anos. A incidência de câncer no pulmão foi calculada em função do consumo de tabaco e do estresse (de Eysenck H. J. *et al.*, 1991, modificado)

	Sem estresse	Estresse	Efeito do estresse
Não-fumante	0,35%	2,89%	2,89 − 0,35 = 2,54%
Fumante	0,80%	15,56%	
Efeito do fumo	0,80 − 0,35 = 0,45%		
Efeito combinado	15,56 − 0,35 = 15,21%		
Efeito aditivo	0,45 − 2,54 = 2,99%		
Diferença (efeito sinérgico)	15,21 − 2,99 = 12,22%		

Os casos de morte por câncer no pulmão foram subdivididos em relação ao consumo de tabaco (fumantes e não-fumantes) e à presença ou não de eventos estressantes. Para indivíduos não-fumantes e não estressados (não expostos, portanto, a nenhum dos dois fatores de risco), a taxa de mortalidade foi de 0,35%. A taxa aumenta progressivamente para 0,80% nos fumantes não estressados, para 2,89% no grupo de não-fumantes mas estressados e chega até 15,56% entre os fumantes expostos a elevado estresse psicossocial. O efeito sinérgico do fumo e do estresse leva a uma mortalidade por câncer no pulmão cinco vezes superior àquela que se poderia prever se os dois fatores fossem simplesmente somados (efeito aditivo). Outros estudos realizados sobre tumores no pulmão e outras neoplasias confirmaram que o efeito dos diversos fatores de risco multiplica o risco oncológico (64,65). A adoção de metodologias estatísticas multivariadas pode talvez hoje, finalmente, ajudar a entender o porquê das contradições existentes nos resultados obtidos no passado e infundir nova confiança em quem, há muito tempo, perdeu a esperança de chegar a alguma certeza neste campo.

As pesquisas estatísticas, entretanto, limitam-se a assinalar que é significativa, e não obra do acaso, a associação entre um ou mais fatores de risco e o desenvolvimento da doença. Não dizem nada, porém, sobre os mecanismos *causais*, biológicos ou não, por intermédio dos quais os fatores examinados podem facilitar e/ou provocar um tumor. Talvez isso explique o silêncio, aparentemente incompreensível, que os livros universitários de oncologia reservam às relações entre estresse, personalidade e câncer. Apesar do volume de resultados produzidos, a última edição do imponente *Cancer: principles and practice of oncology, 5ª edição*, não trazia nem mesmo uma palavra sobre esse tema. Encontram-se apenas breves referências em textos análogos, destinados à instrução especializada. Por que este silêncio mesquinho?

E, no entanto, no conjunto, as informações da epidemiologia descritiva indicam pelo menos três aspectos – estresse e modalidade de reação a este (o *coping style*), traços de personalidade e elaboração das emoções – que são cruciais na formação de um tumor, na cura e na duração da sobrevida. Respostas e esclarecimentos não podiam vir da estatística e é duvidoso que dela possam vir no futuro. Foi a pesquisa experimental que teve o mérito de dar, pela primeira vez, e inesperadamente, algumas confirmações e abrir novos horizontes.

Referências bibliográficas

(1) PETTINGALE, K. W.; MORRIS, T.; GREER, S. e HAYBITTLE, J. L. *The Lancet,* 30 de março de 1985, p. 750.

(2) Citado in: ORIGO, I. *The merchant of Prato,* Nova York, Knopf, 1957.

(3) GENDRON, R. *Enquiries into the nature, knowledge and cure of cancers,* Londres, 1701.

(4) Citado in: LeSHAN, L. Psychological states as factors in the development of malignant disease: a critical review. *J. Natl. Canc. Inst.,* 22(1): 1, 1959.

(5) WALSHE, W. A. *Nature of treatment of cancer,* Londres, Taylor & Watson (ed.). 1846.

(6) PAGET, J. *Surgical Pathology,* 2ª ed. Londres, Longman's Green Ed., 1870.

(7) SNOW, H. *Cancer and cancer process,* Londres, J. & A. Churchill, 1893.

(8) LeSHAN, L. *J. Natl. Canc. Inst.,* 22 (1): 1, 1959.

(9) GREENE, W. A.; YOUNG, L. E. e SWISHER, S.N. *Psychosom. Med.,* 1956, 18: 284.

(10) HORNE, R. L. e PICARD, R. S. *Psychosom. Med.,* 1979, 41: 503.

(11) ERNSTER, V. L.; SACKS, S. T.; SELVIN, S. e PETRAKIS, N. L. *J. Natl. Cancer Inst.,* 1979, 63: 567.

(12) HELSING, K. J.; COMSTOCK, G. W.; SZKLO, M. *J. Epidemiol.,* 1982, 116(3): 524.

(13) HELSING, K. J. e SZKLO, M. *Am. J. Epidemiol.,* 1981, 114: 41.

(14) SCHLEIFER, S. J.; KELLER, S. E.; CAMERINO, M.; THRORNTON, J. C. e STEIN, M. *JAMA,* 1983, 250: 374.

(15) IRWIN, M. e WEINER, H. *Psych. Clin. North Am.,* 1987, 10: 449.

(16) ROITT, I.; BROSTOFF, J. e MALE, D. *Immunology,* 1989, Londres Gower Ed.

(17) BARLOZZARI, T.; LEONHARDT, J.; WILTROUT, R. H.; HEBERMEN, R. B. e REYNOLDS, C. W. *J. Immunol.,* 1985, 134(4): 2783.

(18) Citado in: REVIDI, P. *Sem. Hosp. Paris,* 1983, 59(12): 801.

(19) KORANYI, E. K. *Arch. Gen. Psychiat.,* 1977, 34: 1137.

(20) JENKINS, C. D. *N. Eng. J. Med.,* 1976, 294: 987.

(21) SHEKELLE, R. B. *Psychosom. Med.,* 1981, 43(2): 117.

(22) ZONDERMAN, A. B.; COSTA, P. T. e McCRAE, R. R. *JAMA,* 1989, 262(9): 1191.

(23) KAPLAN, G. A.; REYNOLDS, P. *J. Behav. Med.*, 1988, 11:1.
(24) DATTORE, P. J.; SHONTZ, F. C.; COYNE, L. *J. Consult. Clin. Psychol.*, 1980, 48: 338.
(25) HAHN, R. C.; PETITTI, D. B. *Cancer*, 1988, 61: 845.
(26) SHAKIN, E. J.; HOLLAND, J. *Pain and Sympton Management*, 1988, 3: 194.
(27) REZNIKOFF, M. *Psychosom. Med.*, 1955, 17: 96.
(28) TARLOU, M. e SMALHEISER, I. *Psychosom. Med.*, 1951, 13: 117.
(29) MUSLIN, H. L.; GYARFAS, K. e PIEPER, J. W. *Ann. N. Y. Acad. Sci.*, 1966, 125: 802.
(30) SNELL, L. e GRAHAN, S. *Br. J. Cancer*, 1971, 25: 721.
(31) GREER, S. e MORRIS, T. *Psychosom. Res.*, 1975, 19: 147.
(32) SCHONFIELD, J. *Psychosom. Res.*, 1975, 19: 229.
(33) HORNE, R. L. e PICARD, R. S. *Psychosom. Med.*, 1979, 41: 503.
(34) JACOBS, I. J. e CHARLES, M. *Psychosom. Med.*, 1980, 42: 11.
(35) GREENE, W. A. e SWISHER, S. N. *Ann. N. Y. Acad. Sci.*, 1969, 164: 394.
(36) LEHER, S. *Psychosom. Med.*, 1980, 42: 499.
(37) COOPER, C. L.; DAVIES COOPER, R. F. e FARAGHER, E. B. *Stress Med.*, 1986, 2: 271.
(38) STEPHENSON, J. H. e GRACE, W. J. *Psychosom. Med.*, 1954, 16(4): 287.
(39) SCHMALE, A. H. e IKER, H. P. *Soc. Sci. Med.*, 1971, 5: 95.
(40) GOODKIN, K.; ANTONI, M. H. e BLANEY, P. H. *J. Psychosom. Res.*, 1986, 30: 67.
(41) BECK, A. T.; WEISSMAN, A.; LESTER, D. e TREXLER, L. *J. Consul. Clin. Psychol.*, 1974, 42: 861.
(42) SOLOMON, G. F. e TEMOSHOK, L. *Ann. N. Y. Acad. Sci.*, 1987, 496: 647.
(43) Citado in: HIRSHBERG, C. e BARASCH, M. I. *Guarigioni straordinarie*, Milão, Mondadori, 1995, p. 220.
(44) KOBASA, S. C.; MADDI, S. R. e PUCCETTI, M. C. *J. Behav. Med.*, 1982, 5: 391.
(45) LEVY, S. M. *Behav. Med. Abst.*, 1985, 6:1-4.
(46) TEMOSHOK, L. (diretora de pesquisa) 1983-1988. *A longitudinal psychoimmunologic study of AIDS (ARC)*, Grant § – MH39344 National Institute of Mental Health.
(47) SHAFFER, J. W.; GRAVES, P. L.; SWANK, R. T.; PEARSON, T. *J. Behav. Med.*, 1987, 10: 441.

(48) LAZARUS, R. e FOLKMAN, S. *Stress, apraisal and coping*, Nova York, Springer, 1984.
(49) KISSEN, D. M. e EYSENCK, H. J. *J. Psychosom. Res.*, 1962, 6: 123.
(50) KISSEN, D. M. e EYSENCK, H. J. *Br. J. Med. Psychol.*, 1967, 40: 29.
(51) TEMOSHOK, L. Emotion, adaptation and disease. In: TEMOSHOK, L.; VAN DYKE, C.; ZEGANS, L. S. (eds.). *Emotions in health and illness: theoretical and research foundations,* Nova York, Grune & Stratton, 1983.
(52) MATTHEWS, K. A. e HAYNES, S. G. *Am. J. Epidemiol.*, 1986, 123: 923.
(53) PRICE, K. A. *Type A behaviour pattern. A model for research and practice*, Nova York, Academic Press, 1982.
(54) TEMOSHOK, L. *Soc. Sci. Med.*, 1985, 20: 833.
(55) KNEIER, A. W. *Psychosom. Res.*, 1984, 28: 145.
(56) TEMOSHOK, L. e HELLER, B. W. *Stress and Type "C" versus epidemiological risk factors in melanoma,* 89th Annual Convention Am. Psychol. Ass., Los Angeles, 1981.
(57) GROSSARTH-MATICEK, R.; BASTIAANS, J.; KANAZIR, D. T. *J. Psychosom. Res.*, 1985, 29: 167.
(58) GROSSARTH-MATICEK, R.; SIEGRIST, J.; VETTER, H. *Soc. Sci. Med.*, 1982, 16: 493.
(59) PERKINS, K. A. *Hlth. Psychol.*, 1985, 4: 337.
(60) SARACCI, R. *Epidemiol. Review*, 1987, 9: 175.
(61) EYSENCK, H. J. Synergistic behaviour between psychosocial and physical factors in the causation of lung cancer. In: LEWIS, C. E.; O'SULLIVAN, C. e BARRACLOUGH, J. *The psychoimmunology of cancer*, Oxford, Oxford Medical Publications, 1944, p. 163.
(62) EVERITT, B. S. e SMITH, A. M. R. *Psychol. Med.*, 1979, 9: 581.
(63) SARACCI, R. *Amer. J. Epidemiol.*, 1980, 112: 465.
(64) GROSSARTH-MATICEK, R. e EYSENK, H. J. *Psychol. Reps.*, 1990, 67: 1024.
(65) EYSENK, H. J.; GROSSARTH-MATICEK, R. e EVERITT, B. *Integrat. Physiolog. and Behav.*, 1991, 26: 309.

O laboratório do estresse

Não é tão importante o que acontece e sim como o interpretamos.

Hans Seyle

No celeiro de Rocksville

Em um dia já muito distante, no começo dos anos 50, o professor John B. Calhoun, estudioso americano de etologia, decidiu investigar o "comportamento individual e social de uma colônia animal qualquer, obrigada a viver por muito tempo (três gerações) em condições de superpopulação (1). Em um celeiro de Rocksville, construiu três unidades "habitacionais" de 3×4,2 m cada uma, que podiam ser observadas dia e noite, através do teto. Colocou, em cada uma, ratos machos adultos e fêmeas grávidas e deixou-os proliferar até que atingissem oitenta unidades (o dobro da densidade normal). Cada vez que este número era superado, removia o excedente. Garantia água, iluminação e disponibilidade máxima de alimento. Tratava-se de verificar, de algum modo, se e como o "estresse" da densidade demográfica aumentada provocaria mudanças relevantes. Os resultados foram bem além das expectativas, e Calhoun pôde assistir a modificações imprevisíveis e perturbadoras de vários parâmetros comportamentais e também do estado de saúde dos animais sob observação. Os hábitos sexuais da superpovoada colônia de roedores haviam sido subvertidos: apenas algumas exceções, os machos dominantes (três no total), mostravam um comportamento normal durante a corte e a atividade sexual. Os demais exprimiam indiferença ou total passividade, e até mesmo verdadeiras "perversões" (de erotismo de grupo a homossexualismo).

A construção do ninho, uma das atividades à qual a fêmea grávida dedica uma atenção especial, fora quase abandonada: os "ninhos" eram construídos de modo impreciso, muito desorganizados estruturalmente e ofereciam bem pouco abrigo e proteção aos recém-nascidos, que ficavam expostos à depredação dos ratos jovens e acabavam morrendo precocemente e em maior número do que em situações naturais. Enfim, o território, que nas normais colônias de roedores é planificado, encontrava-se em um estado de anarquia generalizada. As estáveis relações hierárquicas haviam desaparecido e, em seu lugar, havia "guerrilhas" permanentes entre os poucos machos dominantes e os bandos, instáveis e desorganizados, de jovens. Estes últimos eram "vândalos", que perturbavam a vida da comunidade. Mas o que mais surpreendeu o etologista foi constatar uma elevada presença de mortos por doenças cardiovasculares e neoplásicas. Estas últimas eram praticamente ausentes na mesma linhagem animal mantida em estado selvagem.

O experimento de Calhoun demonstrava que uma situação estressante, como a superpopulação, podia provocar transformações impensáveis no comportamento do animal e, algo realmente surpreendente, podia incidir dramaticamente sobre o estado de saúde.

Esses dados confirmavam a importância do que Cannon e, em seguida, Seyle haviam dito e escrito, décadas antes, a propósito da chamada reação de estresse.

Walter Cannon, que nos anos 1930 trabalhava na Faculdade de Medicina de Harvard, ficara fascinado pelas implicações científicas e filosóficas relativas à *estabilidade do milieu intérieur*, defendida, um século antes, por Claude Bernard, pai da fisiologia moderna. Para Bernard, o corpo humano empenha-se em preservar um delicado equilíbrio no funcionamento de todas as partes – o *milieu intérieur* – constantemente solicitado a modificar-se, em resposta aos estímulos do *milieu extérieur*. Quando o organismo não consegue manter-se estável, as perturbações causadas provocam uma prejudicial série de reações em cadeia: o estado de saúde pode ir a pique. Cannon tentou identificar os elementos que ajudam a preservar a harmonia interior. O processo fisiológico que controla tal função é definido por ele como *homeostase*[1] e implica uma constante interação entre sistema nervoso e aparatos biológicos do organismo. Para Cannon, todas as experiências normais da vida – diferentes etapas do crescimento, ambientação em climas diversos, trabalho duro, preocupações cotidianas – produzem uma "resposta" bioquímica e comportamental cuja finalidade é proteger e, eventualmente, restabelecer o equilíbrio perturbado.(2)

Hans Seyle, brilhante bioquímico austríaco emigrado para o Canadá, trabalhava na McGill University de Montreal. Conhecia bem os resultados dos estudos de Cannon e, sobretudo, ficara impressionado com a afirmação de um psiquiatra famoso, o dr. Franz Alexander de Chicago, para quem "muitos distúrbios crônicos não são devidos a agentes externos mecânicos ou químicos, ou a microrganismos, mas sim à contínua tensão funcional que nasce durante a existência cotidiana de um organismo, na luta pela vida".(3) Na verdade, Seyle estava empenhado em pesquisar um novo hormônio sexual e, como acontece com freqüência na Ciência, a descoberta aconteceu por acaso. Seyle notou que os animais reagiam ao experimento – que envolvia manipulações complexas e longas – dando lugar a uma reação comportamental especial: a *reação de estresse*.

A reação de estresse, ou *reação de alarme*, é provocada pela exposição a eventos e/ou fatores estressantes que solicitam uma resposta de tipo agressivo (*fight*) ou de fuga (*flight*). Provocam uma série de reações no metabolismo que, valendo-se da ativação do eixo hipotálamo–hipófise–supra-renal (HPA), envolvem o sistema nervoso, o imunológico e o aparato endócrino. Com grande perspicácia, Seyle intuiu que as duas glândulas – hipófise e supra-renal – juntamente com a área do cérebro conhecida como hipotálamo, têm importância estratégica ao solicitar a res-

---

1. Significa literalmente "posição de igualdade" fisiológica, ou seja, de equilíbrio constante de cada parte, em relação a todas as outras. O termo foi cunhado por Cannon em 1915.

posta comportamental e hormonal do animal diante de um estímulo estressante. Estas estruturas formam um "eixo" funcional, capaz de inibir ou estimular as secreções de muitos hormônios incumbidos de controlar a maioria das funções básicas como fome, sede, atividade sexual e, é claro, reação de estresse. Seyle deu a isso o nome de *síndrome geral de adaptação* (4). É a soma de todas as reações sistêmicas do organismo conseqüentes a uma prolongada exposição ao estresse. Articula-se em três fases.

Durante a primeira fase – fase de *alarme* – ocorre um hiperfuncionamento do eixo HPA (que estimula as glândulas supra-renais a secretar cortisol e adrenalina, enquanto o sistema simpático produz noradrenalina), aceleração do ritmo cardíaco, vasoconstrição periférica e aumento da pressão arterial. O metabolismo é orientado a disponibilizar *energia*, sob a forma de glicose livre no sangue; a musculatura "voluntária" predispõe-se à ação e a mobilidade da musculatura "involuntária" (intestino e outras vísceras ocas) se reduz. Essas modificações, mediadas em grande parte pela ativação do sistema simpático, são necessárias para o organismo que, sem elas, ficaria indefeso diante de uma situação de perigo real ou potencial. Seyle acentuava a *utilidade* dessa reação, que tem a finalidade de mobilizar todas as energias do organismo, em função de um ataque iminente ou de uma fuga precipitada:

> A completa liberdade do estresse é a morte. Ao contrário do que se pensa, não devemos, e na verdade não podemos, evitar o estresse, mas podemos enfrentá-lo, tirando vantagem, aprendendo mais sobre seus mecanismos e adaptando a ele nossa filosofia de vida.

Se, no entanto, o estímulo estressante se prolonga, tem início a segunda fase da resposta de alarme, chamada *resistência*. O hiperfuncionamento neuroendócrino permanece igual: as supra-renais passam por uma hipertrofia funcional e outros órgãos, entre eles o timo (responsável pela maturação dos linfócitos T), apresentam uma marcada involução e redução de peso.

Durante a terceira fase – *esgotamento* – as glândulas supra-renais entram em um estado de hipofuncionamento de estresse e manifestam-se os primeiros sinais de doenças importantes (doenças cardiovasculares, úlceras gastroduodenais, tumores), muitas vezes irreversíveis e que podem levar à morte.

Seyle demonstrou que diferentes estímulos são capazes de provocar a mesma reação, que mostrava ser, assim, *não específica*, ou seja, independente da natureza do evento estressante. As observações feitas pelo cientista austríaco revelaram-se logo de incalculável importância. Pela primeira vez *estabelecia-se a existência de uma relação entre eventos externos de caráter ameaçador e a reação interna do organismo, que chegava a influir no estado de saúde*. A reação ao estresse, na primeira fase, é indispensável para a adaptação e a sobrevivência da espécie. Somente quando o estímulo se prolonga, quando se torna crônico e, por assim dizer, *inevitável*, é que a resposta *fisiológica* se torna *patológica*.

Os estudos de Seyle deram início a uma promissora safra de pesquisas, cada vez mais articuladas e diversificadas, que continua até hoje.

As primeiras pesquisas, nos anos 45-50, realizadas para verificar se e como a exposição a determinado agente ou evento estressante poderia favorecer uma neoplasia, geraram muita confusão, dada a contradição dos resultados. A desorientação devia-se principalmente à ignorância que reinava em relação à *indução de tumores*, processo pelo qual uma célula normal *decide* transformar-se em célula de tumor.

Hoje sabemos que esse processo consta de várias fases, durante as quais os estímulos cancerígenos (físicos, químicos, biológicos) interagem com o substrato genético para ativar algumas seqüências definidas (pequenos trechos de DNA conhecidos como oncogenes; cada um dos quais é responsável pela síntese de proteínas funcionais) que, por sua vez, promovem a transformação maligna da célula, como última conseqüência de uma série de reações bioquímicas em cadeia. Os fatores carcinogenéticos podem ser esquematicamente resumidos em três grandes classes: cancerígenos diretos, indiretos e promotores. Os primeiros são, por si sós, capazes de provocar uma transformação tumoral estável das células, justamente porque, com freqüência, interagem diretamente ao nível dos oncogenes.

As substâncias cancerígenas indiretas (ou pró-cancerígenas) tornam-se ativas apenas depois da ativação bioquímica operada pelos órgãos metabólicos (fígado, rins, pulmões) e, geralmente, precisam da interferência de outros fatores, entre os quais um *milieu* biológico favorável do ponto de vista imunológico e/ou endócrino. Enfim, existem os fatores promotores, ou co-cancerígenos, que não parecem exercer diretamente nenhuma ação cancerígena, mas *amplificam* as conseqüências produzidas pela exposição a um elemento cancerígeno direto ou indireto.

No âmbito desse modelo, é razoável supor que o estresse aja, não como cancerígeno ou pró-cancerígeno, mas como fator promotor, que contribui para o que os fisiologistas chamam de *reação do hospedeiro*: na presença de uma célula neoplásica, ela intervém, modulando o processo de multiplicação e, com isso, as dimensões da neoplasia, para condicionar, em um momento sucessivo, a eventual metástase. Nessa fase delicadíssima, em que o tumor faz seu jogo visando à futura sobrevivência, *o sistema imunológico e a ação dos hormônios e dos neurotransmissores têm um importantíssimo papel de defesa e resistência*. Isso porque muitas neoplasias apresentam um grau variável de *hormônio-dependência*, e porque o próprio sistema imunológico é, de vários modos, controlado pelo aparato endócrino. *Visto que o estresse* – pela própria definição dada por Seyle – *altera significativamente tanto a homeostase hormonal quanto a imunológica; é possível que possa exercer, sobretudo durante as primeiras fases de vida de um tumor, uma influência relevante sobre o desenvolvimento da doença.*(6)

Hoje sabemos que uma ação "estressante" pode ser exercida por uma ampla gama de situações e de estímulos de diferente natureza, mas, nos primeiros tempos, a imaginação dos pesquisadores (às vezes surpreendentemente obtusa) pareceu concentrar-se exclusivamente em fatores de tipo *físico* (como choque elétrico, jejum e natação forçada) que pudessem influir na formação de um tumor.

Os resultados desencorajaram. Às vezes o estresse favorecia o crescimento neoplásico, outras o inibia; com freqüência não mostrava efeito nenhum.(7) As condições experimentais eram ainda imprecisas e muitas vezes faltava a elaboração estatística dos dados.

Justamente quando as pesquisas sobre a relação estresse–câncer pareciam ter chegado a um ponto morto, o oncologista Vernon Riley, da Pacific Northwest Research Foundation, lançou-se, com o consentimento de seus colegas, na tentativa de controlar todas as variáveis em jogo, procurando minimizar os efeitos de estresse ligados à manipulação e às condições de vida do animal de pesquisa. Utilizou, nos estudos, uma linhagem de ratos (C3H/He) geneticamente predisposta à formação de tumores nas mamas. Riley observou que as condições habitacionais e o microambiente das instalações eram, por si sós, suficientes para alterar a reatividade imunológica e hormonal dos animais(8). As fontes podiam ser as mais diferentes e impensáveis: ruídos produzidos durante as mudanças de lugar ou pela limpeza das gaiolas, sons emitidos pelo rádio ou por outras fontes. Os ratos criados em condições-padrão e expostos a sons e ruídos apresentavam persistente elevação de cortisol – um dos principais hormônios de estresse, diretamente responsável por muitos efeitos imunossupressores –, e os animais fechados em locais não sonorizados mantinham valores normais.

Em segundo lugar, a densidade habitacional, ou seja, o número de ratos por gaiola, tinha uma influência determinante sobre o crescimento do tumor: a capacidade de rejeitar um câncer transplantado cirurgicamente era muito alta se o número de ratos criados por gaiola era superior a dois[2] (taxa de rejeição de 80 a 100%). Se o animal permanecia isolado, a taxa de rejeição baixava a 60%. Do mesmo modo, era importante evitar que animais de sexo oposto fossem vizinhos de gaiola: os machos colocados em proximidade de uma fêmea que não podiam alcançar apresentavam níveis de cortisol de quatro a sete vezes

---

2. Os animais alojados em número de dois por gaiola manifestavam um estado de contínua tensão e de conflito, um em relação ao outro. A introdução de um terceiro animal equilibrava a situação: nenhum dos ratos tomava a iniciativa de provocar uma briga que, inevitavelmente, faria com que os outros dois animais se "aliassem" contra ele.

superiores à norma. O aumento era ainda maior nas jovens fêmeas e mantinha-se por um período de tempo mais longo (superior a oitenta dias).

As conseqüências ligadas à simples "manipulação" feita pelo experimentador eram ainda mais importantes. Poucos minutos depois de ter sido pego, o rato, ansioso e aterrorizado, apresentava acentuada secreção de cortisol. O medo, como se sabe, é contagioso: Riley demonstrou que, nos roedores que observavam os desventurados companheiros sendo pegos e destratados, produzia-se um aumento de cortisol semelhante ao registrado nos ratos manipulados pelo experimentador. Assim, o estudioso podia concluir que:

> Em animais de pesquisa, a ansiedade, como outros estresses emocionais e psicossociais, produzem um conjunto de eventos neuroendócrinos e bioquímicos. Alguns deles têm um efeito destrutivo sobre as células e os tecidos específicos necessários para ativar uma boa defesa imunológica. Como conseqüência, o animal estressado é menos capaz de se defender das células tumorais, dos agentes infecciosos e de outros processos patológicos normalmente sensíveis à ação imunológica mediada por células. Se examinarmos os resultados inconsistentes obtidos nos primeiros estudos [sobre a relação estresse–câncer], fica evidente que esse fato pode ser devido a uma variedade de fatores psicossociais não corretamente avaliados e controlados.(9)

Riley criou, então, um modelo habitacional que excluía virtualmente as fontes de estresse: deixou que os animais se habituassem por pelo menos duas semanas ao novo ambiente, no qual não existiam os distúrbios e a confusão normais dos laboratórios e onde as condições de luz e de temperatura eram atentamente controladas. Riley tomou também muito cuidado em evitar que os ratos pudessem captar o cheiro dos feromônios, tênues mensagens químicas voláteis, emitidas por homens e animais quando estão estressados e com medo. Assim procedendo, obteve colônias de roedores que constituíam excelente amostra de controle em relação a grupos de animais mantidos nas mesmas condições, mas submetidos a um único evento estressante, do qual se desejava avaliar o impacto sobre o crescimento do tumor. A estimulação estressante consistia em colocar os ratos em uma gaiola, unida a uma plataforma rotatória, que girava em diferentes velocidades. Os animais foram subdivididos em cinco grupos: o primeiro constituía o grupo de controle e não era exposto a nenhuma solicitação. Os outros quatro eram colocados sobre a plataforma que rodava, respectivamente, a 16, 33, 45 e 78 giros/minuto. A estimulação era acionada a todas as horas, por dez minutos, no 4º, 5º e 6º dia depois do implante do tumor. Os animais apresentaram grande adaptabilidade, conseguindo comer, beber e até acasalar-se nessas condições. Mas o estresse "rotatório" teve efeitos devastadores sobre o crescimento do tumor: quanto mais elevado era o número de giros por minuto, mais acelerado era o crescimento. O experimento de Riley demonstrava, sem nenhuma dúvida, que *uma simples estimulação estressante de natureza física (movimento rotatório) era, por si só, suficiente para determinar um aumento explosivo da doença.*

Seguindo o exemplo das descobertas de Riley, começou-se, então, a diferenciar os estímulos estressantes em relação às características intrínsecas e a estudar modelos experimentais *controlados,* para demonstrar o papel que tinham no surgimento do câncer. Um estresse *físico* – como choques aplicados ao piso da gaiola – podia aumentar o número de carcinomas mamários produzidos por um pró-cancerígeno (como o dimetilbenzantraceno, DMBA), se o estímulo era aplicado de modo intermitente (a cada 96 horas, por alguns dias) e por breves períodos (cinco minutos). Quando a estimulação se prolongava no tempo (por 150 dias), observava-se um efeito contrário e assistia-se a uma *redução* do número de tumores provocados pelo cancerígeno químico.(10) Começava-se, assim, a entender quanto era importante, não só a *natureza* do estímulo, mas também seu caráter *temporal, agudo ou crônico.* Em outros termos, os efeitos do estresse físico modificam-se no tempo e isso faz pensar que a resposta do organismo à situação ou ao estímulo estressante seja bifásica, ou seja, que consista em dois momentos. Esse resultado contradizia, ao menos parcialmente, a afirmação de Seyle, visto que era justamente o estresse *físico agudo,* cuja duração era limitada no tempo, a provocar os efeitos mais desastrosos sobre a saúde do animal. O estresse *físico crônico*, que dava, aos roedores, tempo de organizar uma estratégia comportamental e bioquímica, era bem tolerado e atenuava, ou até mesmo invertia, o impacto fisiológico.

As coisas funcionam de modo bem diferente com os estresses de natureza *psicossocial* (isolamento, aglomeração, quebra do quadro de relações sociais com o grupo animal, afastamento precoce da mãe).(11) Os efeitos sobre o surgimento do tumor *parecem não depender das condições temporais de exposição*: na maioria dos trabalhos publicados, os traumas psicossociais, agudos ou crônicos, favorecem o desenvolvimento do tumor e antecipam seu surgimento. É evidente que, *neste caso, entram em jogo fatores e estruturas cerebrais envolvidas no reconhecimento e na elaboração do significado especificamente psicológico que é dado a um trauma e o distingue claramente de um "simples" estresse físico.*

As pesquisas realizadas pelo grupo de L. S. Sklar e H. Anysman, da Concordia University de Montreal trouxeram a primeira confirmação dessa intuição e sugeriram uma interpretação mais dinâmica e articulada do estresse.(12) Os dois pesquisadores haviam preparado dois grupos de ratos machos. Um deles era mantido em isolamento (um animal por gaiola) e o outro, em gaiolas com cinco animais. Em cada rato, injetavam-se, sob a pele, células com o mesmo antígeno de um tumor maligno, o mastocitoma P815. Como era legítimo esperar, o crescimento do câncer foi significativamente superior no grupo de animais segregados. Em um segundo experimento, os ratos, inicialmente isolados, eram colocados em grupos de cinco, depois que o tumor era injetado. À primeira vista, os resultados pareceram extremamente confusos e contraditórios: alguns ratos apresentavam um crescimento imponente da massa tumoral; em outros, notava-se claramente que ela fora inibida.

O que acontecera? Sklar e Anysman retomaram as anotações em que haviam registrado, minuciosamente, tudo o que acontecera durante o experimento. Com surpresa, perceberam que era preciso subdividir os ratos em mais dois grupos, utilizando como critério a reação manifestada à transferência para gaiolas comuns, depois do isolamento. Alguns animais haviam permanecido indiferentes e não haviam reagido aos incômodos causados pelos companheiros de cativeiro; outros haviam reagido combatendo. Nestes, as dimensões da neoplasia reduziram-se notavelmente. O estudo de Sklar e Anysman demonstrava que *"a capacidade do animal de enfrentar o evento estressante de modo corajoso e com espírito combativo é mais determinante do que o evento em si próprio"*.

Os ratos de Visintainer

Madelon A. Visintainer e seu grupo, da University of Pennsylvania, haviam decidido avaliar a importância que o *controle* sobre o estímulo estressante tinha sobre o crescimento do tumor.(13) Para isso, submeteram dois grupos de ratos machos *Sprague-Dawley* à estimulação elétrica de baixa intensidade (0,7mA), enviada a intervalos variáveis, em um total de sessenta choques de 60 segundos cada um. Os ratos do primeiro grupo podiam interromper o choque elétrico apertando um pedal colocado na gaiola. Os do segundo grupo não podiam, de modo algum, exercer controle sobre o estímulo elétrico. Cada gaiola de um grupo estava conectada a uma do outro grupo, de tal forma que, quando um rato do primeiro grupo apertava o pedal e bloqueava o choque na gaiola, interrompia-o, simultaneamente, na gaiola de um animal do segundo grupo. Por isso, ao final do experimento, os roedores dos dois grupos haviam recebido, em média, o mesmo número de choques. Um terceiro grupo de animais, usado como controle, era mantido em condições de absoluta tranquilidade. Aos três grupos haviam sido transplantadas células do carcinoma Walker 256, 24 horas antes de ser aplicado o estímulo elétrico.

Durante o mês seguinte, cerca de 50% dos ratos do grupo de controle havia conseguido rejeitar e destruir o tumor transplantado. O grupo submetido a choques não controláveis (*inescapable shocks*) apresentou uma altíssima incidência de instalação e desenvolvimento neoplásico (73%). Esse fato não surpreendeu ninguém, visto que eram já bem conhecidos os efeitos do estresse físico agudo. Como se esperava, no grupo de roedores exposto a estresse controlável (*escapable shock*) houvera uma alta proporção de rejeição. Qual não foi, porém, a surpresa, ao constatar que, neste grupo, a porcentagem de cânceres que se haviam radicado resultou inferior (37%) à registrada no grupo *não exposto* a estresse! Visintainer podia, com razão, concluir que:

[...] o estresse não controlável reduz a incidência de rejeição ao câncer. Os valores baixos de rejeição não são em função do choque em si mesmo e sim da falta de controle do animal sobre o estresse. A experiência psicológica interfere, de alguma maneira, na habilidade que o organismo tem de resistir ao desenvolvimento neoplásico. Estes resultados... demonstram que uma variável psicológica pode invalidar a habilidade do animal de combater o crescimento neoplásico.(13)

O trabalho de Visintainer foi publicado pela *Science*. A conceituada revista conferia, assim, consenso a dados que pela primeira vez chamavam em causa, de modo inconfundível, a importância dos fatores *psicológicos* na modulação da complexa reação bioquímica e imunológica que comanda a rejeição e o controle de neoplasias. Caía assim outro dos princípios fundamentais enunciados por Seyle: a *não-especificidade* da reação de estresse, segundo a qual a resposta é sempre idêntica, qualquer que seja a natureza do estímulo. Elaborações cognitivas e resposta emocional decidem a natureza do estímulo e ativam uma reação específica que pode ou *não* levar à síndrome de adaptação. A aquisição de controle progressivo, mediado pela interferência de processos cognitivos, leva o animal a habituar-se à estimulação. Por outro lado, a possibilidade de opor-se ativamente ao estímulo estressante, desenvolvendo e mantendo uma atitude "combativa", atenua ou até mesmo anula as conseqüências.

O eixo hipotálamo-hipófise-supra-renal

Em seus estudos, Riley notara que a administração de corticosteróides como o cortisol podia simular os efeitos do estresse sobre o desenvolvimento de neoplasias, em animais de pesquisa. Estes hormônios promoveram, em numerosos tumores, crescimento mais rápido e agressivo, semelhante àquele observado nos roedores submetidos a diversas formas de estresse (14,15) cujas concentrações de cortisol no sangue eram de dez a vinte vezes superiores ao normal. Entre os hormônios envolvidos na síndrome de adaptação, o cortisol foi o mais estudado. Faz parte da família dos glicocorticóides, grupo de hormônios esteróides secretados pelas glândulas supra-renais; tem numerosas e importantíssimas funções indispensáveis à vida: libera glicose dos depósitos de glicogênio (elevando assim o nível de glicemia no sangue), favorece a degradação dos aminoácidos das proteínas e mobiliza as gorduras dos depósitos, tornando-as disponíveis para produzir energia em caso de emergência. O cortisol suprime (temporariamente) algumas funções do sistema imunológico, para permitir ao animal a mais ampla *mobilidade* nas situações em que liberdade de movimento e ativação locomotora são decisivas para a sobrevivência.

A síntese e a liberação dos glicocorticóides devem-se à supra-renal, cuja atividade está sob controle de duas áreas cerebrais: o hipotálamo e a hipófise. Essa glândula, conectada anatomicamente ao hipotálamo, localiza-se quase no centro do cérebro e é composta por três partes ou lobos: lobo posterior, intermediário e anterior (ou adenoipófise). O hipotálamo controla as funções do lobo posterior por meio de fibras e os outros dois lobos são regulados por meio de neuro-hormônios (os *Releasing Factors,* Fatores de Liberação): dessa maneira, o hipotálamo suprime ou incrementa a secreção dos hormônios hipofisários que exercem sua atividade praticamente sobre toda a função endócrina do organismo.

O cortisol – principal hormônio do estresse produzido pela supra-renal – está sob controle do hipotálamo, que secreta um peptídio particularmente importante: o CRF (*Corticotropin Releasing Factor,* Fator de Liberação da Corticotropina). O CRF age sobre as células da hipófise anterior, estimulando-as a colocar em circulação o hormônio adrenocorticotrópico (ACTH, *Adreno-Corticotropin Hormone*); este, por sua vez, estimula a cortical da supra-renal a produzir hormônios corticosteróides.

A secreção do ACTH é inibida pelo seu próprio produto – o cortisol – quando este circula em concentrações maiores do que o normal, (16) segundo um esquema chamado "retroação negativa" (*negative feedback*): o ACTH estimula a liberação do cortisol, e este, por sua vez, interagindo com os receptores presentes na membrana das células da hipófise, bloqueia a secreção do ACTH. Esse esquema demonstrou-se, porém, simplista demais para explicar todos os dados obtidos pela observação científica. A secreção de um hormônio tão importante não podia ser regulada por um simples "arco reflexo bioquímico" e apresentava nuanças de regulação que chamavam diretamente em causa os centros supracorticais e, sobretudo, as áreas encefálicas responsáveis pela elaboração das emoções.

Para começar, o cortisol não inibe só o ACTH, mas também a síntese e a secreção do CRF.(17) Essa inibição retroativa do cortisol dá-se no núcleo paraventricular do hipotálamo, mas é, em grande parte, mediada pela interação entre o hormônio e os receptores do hipocampo, (18) estrutura especializada do *sistema límbico*, responsável, entre outras coisas, *pela elaboração das emoções e pela tradução destas, em sinais bioquímicos*. O controle exercido pelo hipocampo sobre a liberação dos mediadores do estresse é de importância decisiva. Lesões ou ablações do hipocampo levam a um aumento persistente dos valores dos glicocorticóides, que passam a não ser mais controláveis pelo mecanismo da retroação negativa. A ablação (19) do hipocampo e/ou insuficiência funcional acabam assim por determinar um estado de hipercortisolemia crônica, como a que se observa durante o estresse psicossocial crônico em animais de pesquisa.

O hipocampo é rico em receptores de glicocorticóides. Os receptores do primeiro tipo (GR-I) transmitem um sinal "tônico" e informam o hipocampo sobre as variações da cortisolemia em condições "normais", ou seja, quando não excedem os limites fisiológicos. Os receptores do segundo tipo (GR-II) ficam "livres" em presença de concentrações baixas de cortisol e ativam-se quando a secreção aumenta de repente e dramaticamente, como acontece durante o estresse. Nesse caso, o cortisol vai ocupar os GR-II e inibe, assim, sua síntese, agindo sobre fatores hipotalâmicos e hipofisários (CRF e ACTH). Em presença de um estresse crônico, o aumento permanente do cortisol provoca um efeito que os endocrinologistas conhecem muito bem e se chama *downregulation dos receptores*: o "número" de receptores e sua densidade por célula diminuem e isso se traduz em um controle retroativo cada vez mais ineficiente.(20) Sob muitos aspectos, o mecanismo é semelhante ao que acontece com o ouvido, quando é longamente exposto a ruídos insuportáveis: inicialmente se rebela e estimula a reagir; se a estimulação sonora persiste, acaba se habituando e quase não a ouve mais: o limiar de sensibilidade do ouvido, como o dos receptores GR-II, passa a ser redefinido a um nível mais alto. A sensação subjetiva do momento é agradável (o barulho parece incomodar menos), mas os danos para a saúde são os mesmos. Os freqüentadores de discotecas – diga-se de passagem – estão avisados...

Quando o carinho nunca é demais

Robert M. Sapolsky, do Department of Biological Sciences da Stanford University, na Califórnia e Michael J. Meaney, da Faculdade de Medicina da McGill University de Montreal, dedicaram longos anos ao estudo do comportamento do hipocampo. Os dados mostravam que alguns grupos de ratos apresentavam, com o passar dos anos, uma diminuição, clara e inexplicável, da densidade dos receptores (GR-II) de cortisol do hipocampo. Nesses mesmos animais, os níveis plasmáticos de cortisol eram surpreendentemente altos: os dois fenômenos estavam evidentemente correlacionados. Mas em que estes ratos eram diferentes dos "normais"? Sapolsky e Meaney perceberam que a colônia de ratos, com valores baixos de GR-II do hipocampo, nunca entrara em contato com o experimentador, durante as primeiras semanas de vida, enquanto a segunda (roedores com alta densidade de GR-II e nível plasmático normal de cortisol) fora "manipulada" e recebera "carinho" durante as primeiras, e críticas, semanas de vida.

A integridade funcional do hipocampo era, de algum modo, correlacionada ao "carinho": os dois estudiosos podiam assim concluir que as *diferenças individuais durante as primeiras experiências de vida podem alterar profundamente a qualidade dos anos futuros (no rato macho e na fêmea)*.(21) O "carinho", recebido quando pequenos, favorece a preservação do patrimônio cerebral aos adultos e, principalmente, *modela uma resposta ao estresse, muito menos destrutiva* do que a dos animais não "manipulados". Os dados ressaltavam *a importância dos períodos críticos no desenvolvimento do animal e explicavam uma das possíveis fontes de variabilidade nas pesquisas feitas sobre o envelhecimento. Sugeriam também estratégias a serem usadas nos primeiros momentos de vida, para atenuar algumas das disfunções que se apresentam com o passar dos anos.*(21)

O experimento demonstrava que a resposta de estresse e a futura suscetibilidade a doenças degenerativas podiam ser condicionadas pelas experiências vividas durante as fases precoces de vida. Os psicólogos adoram descobertas desse tipo que, mesmo com atraso, confirmam suas teorias. É sem dúvida surpreendente (mas será mesmo o caso de admirar-se?) que mais uma vez tenha sido encontrada uma ponte impensável entre a neuroquímica e a psicologia.

O estresse da subordinação

Em presença de uma situação de estresse crônico, os mecanismos normais de controle correm o risco de sofrer um "curto-circuito": o CRF começa a ser secretado "em grande quantidade" e a não ser mais controlado "retroativamente" pelo cortisol.

O *input* para a liberação do CRF parece provir diretamente de alguns centros do neocórtex, responsáveis pela elaboração cognitiva e emocional do estímulo estressante.(22) Esse resultado, que por muito tempo passou despercebido, tem, na verdade, um valor extraordinário. Demonstra claramente que, em determinadas situações, os processos normais de "ajustamento" homeostático são facilmente "enganados" pela interferência dos centros corticais superiores que tornam a resposta de estresse muito menos "automática" e bem mais "flexível" do quanto imaginaria Seyle. A resposta torna-se muito mais dependente das estruturas cerebrais envolvidas na elaboração da memória, das emoções e dos processos cognitivos.

O CRF não é, todavia, o único neuromediador responsável pela secreção de cortisol durante o estresse.

D. C. De Goeij e seu grupo, do Department of Pharmacology da Universidade de Amsterdã, excogitaram um experimento em que estabeleceram que o paradigma de "estresse psicossocial crônico não controlável" fosse a situação a que eram submetidos os ratos machos subordinados, em uma comunidade de roedores de sexo misto. Em etologia, sabe-se que machos subordinados submetem-se às imposições (e muitas vezes à prepotência) de poucos machos dominantes: são obrigados a comer *depois* que os companheiros dominantes já se saciaram (e precisam contentar-se com o que sobra), não podem competir pela posse das fêmeas (que freqüentemente os rejeitam), nem podem reagir ao primeiro sinal de ameaça dado pelos machos dominantes.

Esses ratos bastante infelizes apresentam várias anomalias comportamentais que derivam do estado de frustração e ansiedade determinado pelos insucessos reprodutivos e pela contínua tensão gerada pela dinâmica conflitante que se instaura depois de muitas tentativas rejeitadas; vivem com medo, temendo ataques dos machos dominantes. Tudo isso condiciona um estado de *subordinação* em relação aos últimos. A situação não parece ser das mais invejáveis. De fato, esses animais apresentam níveis de cortisolemia persistentemente altos, aos quais correspondem as bem conhecidas alterações funcionais e degenerações teciduais encontradas durante o estresse crônico não controlável: desenvolvimento corpóreo reduzido, degeneração e/ou atrofia do timo, ineficiência do sistema imunológico. E não é só. A tendência a evitar ao máximo, não apenas o confronto, mas também o encontro casual com machos dominantes, leva à profunda defasagem dos ritmos vigília–sono e de toda a atividade comportamental, que passa a limitar-se às horas diurnas.

Apesar da relevância dessas alterações, não se observava, nesses animais, nenhuma modificação significativa das concentrações cerebrais de CRF: devia existir, é claro, outro neuromodulador, que intervinha no desencadeamento da resposta de estresse. Realmente, durante o estresse "não controlável", como o dos ratos subordinados, são os níveis de vasopressina que aumentam e determinam, em um segundo momento, um aumento paralelo da secreção de ACTH e, portanto, de cortisol. A vasopressina intervém, com o CRF, na regulação da atividade do eixo HPA, (23) mas, ao contrário do CRF, esse hormônio "é resistente" à inibição retroativa mediada pela interferência do cortisol. Isso explica, pelo menos em parte, por que é tão pouco útil a "desativação" do eixo HPA durante o estresse não controlável.(24) Nessa situação, o aumento da cortisolemia não limita mais a própria produção, mas *tende até mesmo a acentuar-se e a permanecer alto, determinando uma ativação crônica da supra-renal e do eixo HPA.*

Nem só de cortisol se fica doente

A ativação do eixo hipotálamo–hipófise–supra-renal não determina apenas o aumento plasmático dos glicocorticóides, mas condiciona também a liberação de várias outras substâncias neurohormonais – as catecolaminas – tanto da supra-renal quanto das terminações nervosas que levam aos gânglios do sistema simpático e parassimpático. Ambos os sistemas definem anatômica e funcionalmente o chamado Sistema Nervoso Autônomo (SNA), cujo funcionamento, como se deduz pela definição, é desvinculado da possibilidade de controle "voluntário". A "autonomia" do sistema, na verdade, é só relativa e, hoje, está sendo posta em discussão pelas pesquisas mais recentes.

Os dois sistemas colaboram para mediar o que Cannon chamara de reação de alarme e ajudam a preservar a homeostase fisiológica. As funções dos dois sistemas são, de certo modo, reciprocamente contrapostas: se o simpático aumenta a freqüência cardíaca, o parassimpático a reduz; assim, o primeiro sistema atenua a secreção pancreática e a mobilidade das vísceras ocas (estômago, intestino e bexiga), e o segundo a acentua. Em presença de uma situação de perigo, percebida como ameaçadora para o animal, o sistema simpático antepõe-se ao outro, para preparar todo o organismo a um ataque iminente. Quando, ao contrário, estamos relaxados, cochilando confortavelmente no sofá da sala, entra em ação o parassimpático: a freqüência cardíaca diminui, os processos digestivos aceleram-se e um estado de leve e benéfico torpor nos invade.

Em resposta a uma estimulação estressante, o simpático é ativado, liberando imediatamente adrenalina e noradrenalina.(25) As sensações subjetivas são todas bem conhecidas: quem não conhece a reação de medo, a tensão da espera, a angústia da esperança, a ansiedade que acompanha qualquer situação muito estressante (agradável ou desagradável)? A mucosa da boca seca de repente e a salivação se interrompe; o coração acelera as batidas (taquicardia), a pele esfria por causa da vasoconstrição arteriolar periférica e, com o aumento do retorno venoso, a pressão arterial, por sua vez, sobe. Os músculos contraem-se, a mobilidade intestinal cessa, o estômago se fecha, os sentidos (visão, olfato, paladar, tato) aguçam-se, enquanto todo o organismo, esticado como uma corda, predispõe-se a reagir, em um milésimo de segundo, ao primeiro sinal de ameaça ou de mudança brusca. O sistema simpático está agora hiper-reativo. Tudo isso se deve às catecolaminas e, em particular, ao aumento maciço de adrenalina. Qualquer situação de incerteza, novidade ou risco faz elevar a concentração dos dois neuromediadores, (26) mas habituar-se gradualmente à situação ou adquirir controle, aos poucos, sobre ela, traz, ao contrário, um abaixamento progressivo do tom catecolaminérgico.(27)

Lembram do primeiro encontro com a primeira namorada? Estávamos nervosos, tensos, com o coração na garganta, a boca seca e as mãos suadas. Depois, aos poucos, com o hábito, tudo isso desapareceu e a emoção dos primeiros momentos transformou-se na consciência de um sentimento que, conforme a história de cada um, teve ou não desenlace feliz. O sistema simpático também se foi habituando gradativamente e não sentiu mais a mesma *emoção*. É possível afirmar que, quanto *maior é o controle sobre as emoções suscitadas por determinada situação, menor é a resposta catecolaminérgica*. Além disso, é verdade que situações opostas, com conteúdo emocional muito forte ou muito fraco, podem, ambas, evocar uma resposta catecolamínica potente, (28) enquanto situações contidas dentro da norma e percebidas como emocionalmente *neutras* não são acompanhadas por alterações de relevo.

No decorrer da primeira fase da reação de estresse, o aumento das catecolaminas em circulação tem um significado adaptativo e, como tal, é *vantajoso* para o organismo. Estresses crônicos ou repetidos levam a um aumento estável do tom catecolaminérgico periférico e isso – como já havia notado Seyle – conduz ao surgimento de vários distúrbios que oneram órgãos diversos.

Durante o estresse, também as concentrações de catecolaminas cerebrais modificam-se sensivelmente (29,30). Se o estresse continua e torna-se crônico, as estruturas cerebrais são solicitadas a amplificar a resposta catecolaminérgica, secretando serotonina e noradrenalina em doses cada vez maiores, (31) até que as reservas acabem e se esgote a própria capacidade de síntese. Assim, na fase de bloqueio, as concentrações das catecolaminas cerebrais estão *abaixo* dos valores normais. Ao mesmo tempo os receptores destas aumentam de número e apresentam uma hipersensibilidade acentuada paroxística, reagindo desorganizadamente até às menores flutuações dos hormônios; comportam-se como as pessoas que, habituadas ao silêncio, percebem qualquer som, mesmo que fraco, de modo potencializado e o registram como desagradável.

Há muitas semelhanças entre essa situação de estresse e aquela que os clínicos chamam de "depressão maior". Em ambos os casos, existe um persistente aumento das concentrações hemáticas dos glicocorticóides e uma marcada alteração do *turnover* das catecolaminas. Do ponto de vista comportamental, as semelhanças são mais evidentes ainda. Os animais expostos a estresse incontrolável, inevitável, repetido, apresentam redução da atividade motora e da ingestão de água e alimentos, perda de peso, insônia e têm dificuldade em aprender e enfrentar situações novas; a síndrome foi chamada *learned helplessness* ("desespero aprendido"), (32) um quadro clínico-patológico que os psiquiatras não tiveram dificuldade em relacionar à depressão melancólica no homem. Enfim, detalhe de não pouca importância, as terapias antidepressivas comuns – que provocam um aumento dos níveis centrais de catecolaminas – são capazes de prevenir ou resolver o quadro "depressivo" em animais estressados.(33) Seria possível imaginar que possam contribuir para limitar também as conseqüências "somáticas" do estresse?

Da periferia ao centro

A resposta não específica solicitada pela exposição a um fator ou a uma situação estressante foi chamada *síndrome generalizada de adaptação*: nessa definição há uma evidente acentuação do aspecto fisiológico dessa reação, que é indispensável para a vida do organismo. Etimologicamente, "estresse" significa solicitação, pressão e indica o impulso para reagir, provocado pela estimulação. Entretanto, o significado real de estresse não é muito claro no uso comum (que, na maioria das vezes, é descomedido) e é um pouco ambíguo também do ponto de vista científico. Seyle foi o primeiro a ressaltar que *o conceito científico de estresse tem a sorte de ser muito difundido e a falta de sorte de ser muito mal interpretado.* É evidente que nem todos os estresses são iguais e nem todos implicam as mesmas conseqüências fisiológicas e patológicas. Por isso, Seyle quis evidenciar que existe um estresse capaz de evocar respostas positivas, em termos de bem-estar psicofísico, que chamou de *eustresse* (do grego *eu-*, bem) e um estresse que anuncia conseqüências negativas, o *distresse* (de *di-*, mal).

Ainda se sabe pouco sobre o processo de interação entre os neuro-hormônios e as estruturas cerebrais que regulam a resposta de adaptação e intervêm para inibir, eventualmente, os danos sofridos pelo organismo. É cada vez mais evidente que se trata de um mecanismo complexo e bem mais complicado do que um simples reflexo nervoso. Devemos ao eminente estudioso P. Pavlov a compreensão de um dos mecanismos de base do funcionamento das estruturas nervosas, o chamado "reflexo condicionado". Ele distinguiu duas categorias de estímulos capazes, respectivamente, de evocar uma resposta "condicionada" ou "incondicionada". Os estímulos "incondicionados" são aqueles que, por si próprios, evocam, por parte do organismo, uma reação neuronal e comportamental automática. A visão do alimento, para citar apenas um exemplo, pode provocar um aumento de salivação no animal e é, por isso, um estímulo incondicionado, ou seja, capaz de ativar um reflexo espontâneo como a salivação, sem a ajuda de nenhum outro fator. Se um animal escuta várias vezes um som, e, imediatamente após o som, todas as vezes, lhe é apresentado o alimento, com o tempo, o animal associará o alimento ao som: será suficiente fazê-lo escutar *aquele* som para que comece a salivar. Um *reflexo condicionado* terá sido instalado.

Esse tipo de resposta – ao contrário do que pensava Pavlov e, com ele, gerações inteiras de neurofisiologistas – não tem nada de simples nem de "mecânico" e chama em causa a participação de estruturas cerebrais superiores. Para instalar um reflexo, é necessário que o animal *aprenda* a associar os dois estímulos (condicionado e não), a *lembrar* a ordem de sucessão entre os dois e, enfim, a *estabilizar* esta lembrança. No homem, também os estímulos aparentemente incondicionados (como o alimento) não são, por si sós, sempre suficientes para evocar o reflexo apropriado (aumento da salivação, ou seja, água na boca). Eles devem antes ser *processados*, isto é, elaborados mentalmente. Para continuar com o mesmo exemplo, o estímulo representado pelo alimento é confrontado com a lembrança de experiências precedentes ("Será que é bom aquele prato de *fettuccine?*"), expectativas e desejos da pessoa ("Talvez preferisse um doce"), estado presente do apetite ("Mas estou com fome?") e com a situação em que se encontra o sujeito ("Estou irritado demais para comer!"). A visão do alimento é um dos estímulos universalmente considerados incondicionados; apesar disso, o reflexo que evoca não tem nada de automático, nem de simples.

Pelo mesmo motivo, na maior parte dos casos, a reação de estresse não é uma resposta incondicionada, mas está submetida a uma complexa elaboração em que intervêm ativamente estruturas cerebrais incumbidas da elaboração de lembranças, emoções e aprendizagem. É basicamente por esse motivo que, *com o hábito*, a resposta pode ser atenuada e até mesmo anulada: isso acontece quando a apresentação do estímulo estressante (nocivo ou não) não promove mais, *por si própria*, a tempestade de hormônios que, com a linguagem das emoções, traduzimos em ansiedade, medo, alegria, sobressalto. Em outras palavras, o organismo tem a possibilidade e os instrumentos para aprender a se defender do estresse. Por outro lado, também o contrário disso é verdade: estímulos estressantes condicionados, de tanto serem associados a determinada situação ou resposta de estresse, acabam tornando-se incondicionados, ou seja, *capazes de desencadear uma reação de alarme também na ausência de uma situação realmente estressante*. É o que acontece a quem tem "medo da própria sombra", àqueles que sofrem de estresse crônico incontrolável, para quem qualquer estimulação acaba por adquirir o aspecto de uma ameaça. Também nesse caso, a participação das áreas cerebrais superiores, que elaboram e "metabolizam" o evento – desta vez em modo distorcido –, resulta determinante para a reação de alarme.

A história das descobertas sobre o estresse é caracterizada por um *movimento progressivo* que vai do simples ao complexo, da periferia ao centro, do corpo ao cérebro ou, como diriam os antigos tratados de medicina esotérica, *da circunferência ao centro*. É, em resumo, a história de uma descoberta que caminha *ao contrário*. Não é de admirar: é uma regra para a medicina científica constatar as conseqüências antes das causas... Claude Bernard definira o conceito ligado à estabilidade do *milieu intérieur*, ressaltando que esta é a *condição para uma existência livre e independente*.(34) Walter Cannon definiu *homeostase* como o conjunto de processos que garantem ativamente essa estabilidade e identificou, no aparato medular-simpático, um dos sistemas responsáveis pelas respostas adaptativas do organismo a condições adversas (fome, frio, calor, sede etc.). Cannon isolou uma molécula, não bem especificada, que chamou de "simpatina" – pesquisas posteriores identificaram-na como uma mistura de adrenalina e noradrenalina (35) – à qual atribuiu as funções do sistema. Com Hans Seyle, o conceito de estresse recebeu uma sistematização orgânica, e, nesse meio tempo, ia-se articulando (e complicando) o mecanismo fisiopatológico que o controla. O sistema nervoso autônomo começava, então, a ser *um pouco menos autônomo*: está sujeito à regulação da hipófise, que produz ACTH, e, por intermédio dele, a supra-renal é induzida a secretar glicocorticóides e adrenalina. E, assim, já estamos *dentro* do sistema nervoso central. Logo depois, Harris (36) vai demonstrar que o ACTH é produzido sob influência de um neurotransmissor, o CRF, elaborado pelo hipotálamo, área cerebral que ocupa, por suas conexões, uma posição-chave para garantir a junção entre as estruturas superiores (neocórtex, sistema límbico) e a periferia (medula espinhal, sistema nervoso autônomo, sistema endócrino). É só nos anos 50 que aparecerão os dados que mostram que a ativação do eixo hipotálamo–hipófise–supra-renal é regulada retroativamente por seus próprios produtos (os glicocorticóides). Estes, entretanto, agem, não apenas sobre o eixo HPA (inibindo a atividade dos neurônios que secretam o CRF), mas também e principalmente sobre as estruturas pertencentes ao sistema límbico, como o hipocampo, centro nervoso responsável especificamente pela gestão de emoções, lembranças e aprendizagem, habilida-

superior sem a qual o estresse estaria sujeito a um controle rudimentar e impreciso.

A história dos últimos anos e das recentes e perturbadoras descobertas evidencia, cada vez mais, que o eixo HPA está submetido a uma regulação sofisticada resultante de vários centros do sistema nervoso central, como a epífise (que produz melatonina e sincroniza a atividade do eixo HPA com os biorritmos fundamentais) e o neocórtex (onde são elaboradas as estratégias comportamentais adequadas para enfrentar a situação estressante). A partir do conceito geral de Claude Bernard, de sabor vagamente filosófico, chegou-se a identificar um complexo mecanismo que envolve glândulas endócrinas, estrutura periférica e central do sistema nervoso. Dos órgãos do corpo voltou-se à mente. Da periferia ao centro.

A lição dos babuínos

A resposta de estresse, se circunscrita às estruturas subcorticais, concretiza-se em comportamentos estereotipados, consolidados ao longo de milênios, que consistem na fuga ou no ataque (*flight or fight*). Esse tipo de solução não apresenta mais grande interesse para o homem moderno visto que, como escreve Henri Laborit, pai da psiconeurofarmacologia moderna, "não é mais o urso que o homem encontra à saída da caverna, mas o patrão, o superior hierárquico, as leis sociais, 'o outro' em todas as suas formas".(37) Bem, este "outro" não é possível evitar nem combater abertamente; o homem moderno encontra-se, assim, obrigado a mediar ou inventar formas alternativas de resposta. Essa consideração assume todo o relevo, se pensarmos que vivemos em uma era caracterizada pela presença constante de estímulos estressantes (cerca de 65 mil a mais do que no tempo de nossos antepassados).

O *coping* compreende o conjunto de ações e estratégias para enfrentar um evento estressante. Pode servir para *controlar o próprio evento* bem como para *dominar o estado emocional conseqüente ao estresse*. O *coping* abrange uma gama muito ampla de possibilidades, cuja eficácia é variável. Como curiosidade, podemos citar o senso de humor, alguns aspectos de personalidade como o senso do dever (entendido como necessidade interior que leva a completar tarefas iniciadas), a pouca sugestionabilidade, a espontaneidade da expressão emocional... todos fatores que ajudam a construir o efeito "barreira" entre a pessoa e o evento adverso. Pessoas com alto nível de "barreira" vivem poucos eventos como estressantes e percebem ainda menos eventos como distressantes. Um estresse que se acompanha de um controle reduzido de si próprio e da situação em torno traduzir-se-á em um distresse, enquanto uma estimulação que acentua o grau de controle (estresse controlável) e *enriquece a cultura e a experiência do sujeito* traduz-se em benefício e em redução de suscetibilidade às doenças. Os estudos realizados por R. M. Sapolsky e por seus colaboradores confirmaram recentemente essas considerações.(39)

O cientista estudou, por muitos anos, babuínos da espécie anubi (*Papio anubi doguerra*) que vivem em liberdade no Masai Mara National Reserve, no Quênia. Esses inteligentes animais têm várias características em comum com o homem. A mais importante é a natureza particularmente psicológica do estresse ao qual estão expostos. Vivem em liberdade, em condições em que os predadores são poucos e o alimento abundante; assim sendo, podem dedicar tempo e recursos a aborrecer-se uns aos outros. Na verdade, os atos de violência são raros, mas as ameaças, provocações e situações de perigo são freqüentes e reais.

> Consideremos o que pode acontecer a um macho em companhia de uma fêmea no cio. Ele permanece perto dela durante a corte, para impedir que outros machos tomem seu lugar. Com freqüência, algum rival segue o casal durante dias e compromete as tentativas de acasalamento do primeiro pretendente. O intruso pode até nunca provocar uma luta, mas continua inexorável em sua ação de estorvo. Não é raro que essas guerras de nervos acabem com a rendição do primeiro, exausto, pretendente.(40)

Ou, ainda, dois babuínos podem formar uma aliança que, se estável, garante êxito à coalizão. Mas não é raro que, depois de haver perdido tempo e energias construindo uma amizade, um dos animais se veja abandonado no meio de uma luta, ou pior, traído pelo ex-aliado que, com desenvoltura e oportunismo, muda de lado. Como se diz, é humano... Entre esses babuínos, como entre os ratos, existe uma casta de infelizes, os *párias* da sociedade animal: os machos subordinados. A condição deles resume-se em uma frase: viver na precariedade e na incerteza. Ninguém cuida de seu pêlo (atividade importante por intermédio da qual os animais exprimem e recebem afeto e preservam-se dos parasitas), têm grande dificuldade em encontrar uma fêmea e estão sujeitos a todo tipo de prepotência por parte dos machos dominantes.

> Pode acontecer a um macho subordinado que, depois de extrair laboriosamente uma raiz do terreno, um dominante roube, com indiferença, o alimento. Os machos dominantes que perdem uma luta, muitas vezes, procuram um subordinado para descontar a frustração e é provável que transfiram a agressividade, sem aviso prévio, sobre o infeliz.(40)

Sapolsky e seus colaboradores propuseram-se a avaliar (graças a uma longa, rigorosa e extenuante metodologia de pesquisa) as variações de numerosos parâmetros hormonais correlacionados à resposta de estresse nos dois grupos de machos. Logo perceberam que os machos subordinados apresentavam notável resistência ao teste com dexametazona, ou seja, as concentrações de cortisol não diminuíam como deviam, depois da administração do medicamento. Esse fato evidencia a ineficiência do sistema de auto-regulação da resposta de estresse e explica por que os glicocorticóides em circulação são persistentemente altos nesse subgrupo de babuínos. O cortisol deveria ser liberado imediatamente e em grande quantidade, em resposta a uma real situação de perigo, e, em outras circunstâncias, teria de ser mantido sob controle. Era o que de fato acontecia nos machos dominantes. Nos subordinados, a secreção de cortisol em presença de um estresse não era nem tão rápida, nem tão imponente. Em outras palavras, os machos subordinados viviam uma condição de estresse crônico que não só lhes causava dano, mas prejudicava também a capacidade de responder eficazmente à ameaça.

Até aqui, o estudo de Sapolsky vinha a confirmar resultados de outras pesquisas. O que o levou a dar um importante passo, porém, foi o rigoroso registro de modificações provocadas pela mudança do *quadro hierárquico* ocorrida depois do envelhecimento do líder do grupo.

O macho que ocupava a posição mais elevada, no meu grupo de estudo, envelhecera e não existia um sucessor evidente. Naquele ano, cinco ou seis jovens formaram uma coalizão para suplantá-lo. Depois de depô-lo, porém, a coalizão desagregou-se imediatamente. Todos esses machos dominavam a massa de babuínos, mas, entre eles, não surgira nenhuma hierarquia clara. Seguiram-se meses de instabilidade: várias coalizões formaram-se e dissolveram-se... a agressividade aumentou e também o número de interações destinadas a verificar a supremacia; enquanto isso, as posições sociais continuavam a variar. Durante todo esse período, as vantagens fisiológicas ligadas à dominância desapareceram e os machos dominantes acabaram assemelhando-se cada vez mais aos subordinados. Essa descoberta sugeriu-me que os perfis fisiológicos observados nos machos dominantes, em anos anteriores, que eram melhores do que nestes, deviam-se, em parte, à capacidade de controlar e prever os eventos que derivavam do fato de eles estarem no vértice de uma hierarquia estável.(40)

Os machos dominantes que haviam substituído o líder do grupo tinham mantido o mesmo poder e a mesma posição (continuavam dominantes) de que haviam desfrutado em anos precedentes, mas "não tinham mais o mesmo senso de segurança". Esse fato demonstra que o perfil hormonal definido como ótimo, que fora registrado nos machos dominantes em condições de base e sob estresse, "é uma conseqüência e não uma causa da elevada posição social e da consciência que se tem disso". Os benéficos efeitos fisiológicos observados nos machos dominantes derivavam da supremacia, não a produziam; manifestavam-se somente quando esta implicava determinadas vantagens psicológicas.

Portanto, não é estranho que, continuando os estudos, Sapolsky tenha descoberto os mais baixos índices de estresse, em machos com algumas características bem definidas de personalidade: saber reconhecer o perigo real representado por um rival, distinguindo ações neutras de ações ameaçadoras; iniciar uma luta só depois de avaliar bem a situação; comportar-se de modo diverso conforme o resultado de uma disputa (vitória ou derrota), "descarregando" em outro lugar (muitas vezes em um subordinado) a agressividade frustrada, em caso de derrota. Os machos dominantes, sem esses dotes, apresentavam níveis basais de cortisol semelhantes aos dos subordinados.

Os estudos indicam claramente que a capacidade de prever e controlar os resultados das interações estressantes e a possibilidade de descarregar as tensões podem ser muito úteis para conservar um bom perfil hormonal e para atenuar os efeitos do estresse a longo prazo. Além disso, a pesquisa de Sapolsky mostra com nitidez que o *número* de fatores estressantes ao qual um indivíduo é submetido influi menos sobre a fisiologia do que o *estilo emotivo* com que o sujeito o percebe e o enfrenta.

Pode parecer banal concluir ressaltando a importância da capacidade de distinguir o que pode do que não pode ser mudado (aceitando o inevitável) e de saber controlar e prever circunstâncias difíceis, ou seja, ressaltando a importância da atitude. E, no entanto... os efeitos fisiológicos do estresse são profundamente sensíveis a essas banalidades, e os filtros psicológicos pelos quais são percebidos os acontecimentos externos podem alterar o estado fisiológico do indivíduo, tanto quanto os próprios acontecimentos. Para o homem e para os animais inteligentes, as circunstâncias que produzem estresse são criadas, principalmente, pelo ambiente social. São sutis e ambíguas, e sendo, em grande parte, produto da mente, é compreensível que precisemos encontrar em nós mesmos os meios para enfrentá-las.(40)

Certo, mas como é possível aprender essa difícil arte? Como encontrar esses meios e organizar o próprio estado mental para reagir com sucesso à solicitação do estresse?

Veremos como a pesquisa científica está tentando responder a essas perguntas, partindo de dois pontos cardeais que surgiram das pesquisas experimentais: as emoções e o *coping style*.

Para a medicina, porém, foi necessário enfrentar e resolver um problema preliminar. A esse ponto podia-se ter certeza suficiente de que determinado tipo de estresse agia facilitando a formação do tumor e de que, ao contrário, outros tipos de estresse e outros estilos de reação permitiam controlar e inibir o desenvolvimento de uma neoplasia, pelo menos em animais de pesquisa. Mas por intermédio de quais mecanismos isso acontecia? Em outros termos, como age o estresse, concretamente, sobre a biologia do tumor? Por via neuronal ou endócrina? O sistema imunológico intervém? E, se sim, quais são as defesas orgânicas potencialmente eficazes que, durante o estresse, são inibidas ou exaltadas?

Quem encaminhou a pesquisa na direção certa, nessa área de estudo, não foi nem um patologista, nem um neurofisiologista e sim um cirurgião.

Referências bibliográficas

(1) CALHOUN, J. B. e ANN. N. Y. *Acad. Sci.,* 1960, 51: 123.
(2) CANNON, W. B. *Am. J. Med. Sci.,* 1935, 189(1): 1.
(3) ALEXANDER, F. *Psychosom. Med.,* 1939, 1: 120.
(4) SEYLE, H. *Stress without distress,* Nova York, New American Library, 1974.
(5) SEYLE, H. The evolution of the stress concept. *The American Scientist,* 1973, 61: 692.
(6) BURNET, F. M. *Transplantation Reviews,* 1978, 7: 3.
(7) Para uma revisão desse assunto veja: SKLAR, L. S. e ANYSMAN, H. *Psychol. Bulletin,* 1981, 89(3): 369.
(8) RILEY, V. e SPACKMAN, D. H. *Lab. Anim.,* 1977, 6: 16.
(9) RILEY, V. *Science,* 1981, 212: 1100.
(10) NIEBURGS H. E. *Cancer Detection and Prevention,* 1979, 2: 307.
(11) HENRY, J. P.; STEPHENS, P. M. e WATSON, F. M. C. *Psychosom. Med.,* 1975, 37: 277.
(12) SKLAR, L. S. e ANYSMAN, H. *Science,* 1979, 205: 513.

(13) VISINTAINER, M. A.; VOLPICELLI, J. R. e SELIGMAN, M. E. P. *Science*, 1982, 216: 437.
(14) RILEY, V. *Cancer Det. Prev.*, 1979, 2: 159.
(15) DECHAMBRE, R. P. e GOSSE, C. *Cancer Res.*, 1973, 33: 140.
(16) DELMAN, M. F. Corticosterone replacement in adrenalectomized rats: insight into regulation of ACTH axis. In: ROSE, F. C. (ed.). *The control of the hypothalamo-pituitary-adrenocortical axis*, Madison, C.T., Intern. Universities Press, 1989, p. 300.
(17) LIGHTMAN, S.L. e YOUNG, W. S. *J. Physiol.*, 1987, 394: 23.
(18) McEWEN, B. S.; DE KLOET, E. R. e ROSTENE, W. H. *Physiol. Rev.*, 1986, 66: 1121.
(19) SPENCER, R. L.; MILLER, A. H.; MODAY, H.; STEIN, M. e McEWEN, B. S. *Endocrinol.*, 1993, 133(5): 1941.
(20) SAPOLSKY, R. M.; KREY, L. C. e McEWEN, B. S. *Endocrin. Rev.*, 1986, 7: 284.
(21) MEANEY, M. J.; AITKEN, D. H.; VAN BERKEL, C.; BHATNAGAR, S. e SAPOLSKY, R. M. *Science*, 1988, 239: 766.
(22) LIGHTMAN, S. L. e YOUNG, W. S. *J. Physiol.*, 1988, 403: 511.
(23) RIVIER, C.; RIVIER, J.; MORMEDE, P. e VALE, W. *Endocrinology*, 1984, 115: 882.
(24) BILEZIKJIAN, L. M.; BLOUNT, A. L. e VALE, W. W. *Mol. Endocrinol.*, 1987, 1: 451.
(25) WURTMAN, R. J. e AXELROD, J. *Science*, 1965, 150: 1464.
(26) RITTER, S.; PELZER, N. L. e RITTER, R. C., *Brain Res.*, 1978, 149: 399.
(27) KVETNANSKY, R.; PALKOVITS, M.; MITRO, A.; TORDA, T. e MIKULAJ, L. *Neuroendocrinology*, 1977, 23: 257.
(28) WIRSCHING, M.; STIERLIN, H.; HOFFMAN, F.; WEBER, G. e WIRSCHING, B. *J. Psychosom. Res.*, 1982, 26: 1.
(29) LAPIN, V. *Oncology*, 1978, 35: 132.
(30) IUVONE, P. M.; MORASCO, J. e DUNN, A. J. *Brain Res.*, 120: 571, 1977.
(31) KVETNANSKY, R. Catecholamines in individual hypothalamic nuclei in stressed rats. In: KVETNANSKY, E., KPONIN, R., I. J., (eds.). *Catecholamines and stress*, Udsin, Nova York, Pergamon Press., 1976.
(32) BIONDI, M. e PANCHERI, P. Stress. In: *Trattato italiano di psichiatria*, Florença, UTET, 1993, pp. 297 e ss.
(33) ESPOSITO, E. e LIGUORI, P. Le basi neurobiologiche della depressione. In: *Le Scienze*, 1966, nº 330.

(34) BERNARD, C. *Les phénomènes de la vie*, Librairie J-B. Paris, Bailliere, 1878, vol. I, p. 879.
(35) VON EULER, U.S. *Pharmacol. Rev.*, 1954, 6: 15.
(36) HARRIS, G.W. *Physiol. Rev.*, 1948, 28: 139.
(37) LABORIT, H. *L'agressivité detournée*, Coll. 10/18, Paris, UGE, 1970.
(38) FARNÈ, M.; CUTAJAR, R.; SEBELLICO, A. *Boll. Soc. It. Biol. Sper.*, 1990, 66: 387.
(39) SAPOLSKY, R. M. e RAY, J. C. *Am. J. Primat.*, 1989, 1: 34.
(40) SAPOLSKY, R. M. Lo stress in natura. In: *Le Scienze*, Quaderni n° 61, 1991, p. 11.

As toxinas de Coley

> A Natureza esconde seu segredo, não por astúcia, mas por essencial superioridade.
>
> *Albert Einstein*

Um cirurgião insatisfeito

Por volta de 1890, um jovem cirurgião de Nova York, William B. Coley, estava desesperado, em virtude da morte de uma jovem paciente. Era não só sua primeira doente, mas também noiva de seu melhor amigo. Coley a operara de um sarcoma no braço direito mas, apesar da cirurgia radical, a doença alastrara-se e levara a pobre moça ao cemitério. Coley, olhar altivo, bigodes de cavaleiro e traços surpreendentemente semelhantes aos do general George Armstrong Custer, não encontrava paz: insatisfeito com os limites objetivos do tratamento cirúrgico, afligido pela perda da paciente, perturbado por um senso de culpa imotivado, decidira que precisava saber e fazer *alguma coisa* a mais. Fechou-se em seu estúdio, consultando livros e estatísticas.

Na biblioteca subterrânea do hospital (o atual e bem-conceituado Sloan-Kettering Cancer Center) leu tudo o que se sabia, na época, sobre o sarcoma. Folheando velhas pastas do final do século XVIII(!), descobriu uma dezena de notícias de *cura espontânea* de sarcoma. Em todos os casos os pacientes haviam sarado depois de uma infecção e de febres muito altas. Um dos doentes era citado em um trabalho recente, e Coley, depois de muitas dificuldades, conseguiu encontrá-lo para ouvir pessoalmente a história extraordinária daquela cura. O paciente – um senhor de setenta anos – confirmou-lhe que, quando jovem, haviam-lhe retirado um sarcoma do pescoço, mas que a doença, depois, retomara seu curso, apesar de mais três cirurgias. Um dia, depois de haver contraído erisipela (infecção da pele causada por bactérias de uma cepa estreptocócica), que se caracteriza por uma forte reação dos órgãos linfonodais e por febres altas, constatou que a tumefação tumoral desaparecera misteriosamente.

Coley ficou impressionado com a história e foi fulminado por uma idéia: talvez a infecção houvesse desencadeado o "mecanismo" responsável pela regressão do tumor; talvez, reproduzindo experimentalmente aquelas condições, fosse possível induzir à cura em outros casos. Criou, então, uma primeira "vacina" rudimentar, composta inicialmente por uma só bactéria (o estreptococo); em seguida, enriqueceu-a com o *Bacillus prodigiosus* (hoje chamado *Serratia marcescens*), ambos inativados sob calor para atenuar a virulência. Experimentou-a pela primeira vez com um rapaz de dezenove anos que apresentava um sarcoma na amígdala. Logo em seguida à aplicação, o jovem teve fortes calafrios, tremores musculares e sensação de frio intenso. A temperatura subiu rapidamente, superou 40 graus e manteve-se alta por cerca de 24 horas. A vacina foi aplicada diariamente por alguns meses, ao final dos quais o tumor desapareceu por completo. O paciente viveu mais dezesseis anos e morreu por um ataque de coração. Coley tinha razão: a reação inflamatória e imunológica que seguiram a aplicação do preparado bacteriano conseguira desencadear o "mecanismo": o câncer fora vencido, seu preparado funcionara. Nasciam, assim, as "toxinas de Coley".(1) A literatura médica fazia entrar para a história a primeira "vacina contra o câncer".

Desde então, a pesquisa deu passos de gigante. Em especial, definiu protocolos de quimioterapia de comprovada e elevada eficácia no tratamento de sarcomas, mas nenhum desses demonstrou-se tão eficaz e bem tolerado quanto as "toxinas de Coley".(2) Nos anos 1950, o interesse pela quimioterapia levou a abandonar-se o tratamento criado pelo cirurgião nova-iorquino, mas, em seguida, sua experiência foi reavaliada e valorizada, (3) em razão, também, dos resultados de muitos outros autores que, utilizando sua metodologia, documentaram taxas de *cura* superiores a 50%. Não é por acaso que a American Medical Association cita, sistematicamente, há mais de trinta anos, a vacina de Coley como um dos poucos tratamentos válidos para o sarcoma. A história de Coley é instrutiva por mais de um motivo. Antes de tudo, ressalta a importância que uma observação clínica atenta e rigorosa – aquela que os médicos de antigamente faziam de seus doentes – pode assumir, indicando rumos para a pesquisa científica. Em segundo lugar, ensina que, por trás de curas "miraculosas" existe, na realidade, um processo biológico articulado e robusto, baseado na ativação do sistema imunológico. Deste processo biológico, só agora começamos a entrever a complexidade e a beleza. Não há dúvida de que a vacina de Coley funcione exatamente porque, de algum modo ainda não bem conhecido, ativa e incrementa o sistema imunológico, dirigindo-o contra o tumor.

O sistema imunológico: órgãos, células, moléculas

O sistema imunológico (SI) é uma complexa *network*, constituída por células, órgãos e tecidos (timo, nodos linfáticos, medula óssea), responsáveis pela maturação dos elementos celulares que compõem os efetores específicos da resposta imunológica. Estes, diretamente ou por meio da secreção de anticorpos, garantem a defesa do organismo contra infecções e, em geral, eliminam do *milieu intérieur*, tudo aquilo que é reconhecido como *estranho* ao organismo (bactérias, vírus, antígenos e células). As células do sistema imunológico são os linfócitos B (presentes no sangue, transformam-se em células plasmáticas, produzem anticorpos e são responsáveis pela imunidade *humoral*), linfócitos T, macrófagos, células NK (*Natural Killer*) e vários outros tipos de células especializadas ou não (responsáveis pela imunidade celular). A comunicação dentro do sistema é garantida por uma classe de moléculas *informativas*, chamadas linfocinas ou citocinas, "mensageiros" químicos que, veiculados pela circulação sangüínea, informam o organismo sobre o estado das defesas e sobre a eventual presença de agressores, assegurando ao sistema imunológico ampla margem de autonomia.

A atividade desse sistema possui algumas características peculiares que o diferenciam de outras reações *não específicas*, como aquelas envolvidas no mecanismo da inflamação. Antes de tudo, o sistema imunológico sabe *distinguir as estruturas e os componentes do organismo* (o *self*) das substâncias e células estranhas (o *não-self*). Além disso, tem *memória*: visto que é capaz de lembrar uma precedente exposição a determinado antígeno,[1] pode, por ocasião do segundo encontro, produzir defesa bem mais violenta e eficaz. Oncologistas e imunologistas consideram hoje que as células do câncer são *diferentes o suficiente*, qualitativa e quantitativamente, para ser reconhecidas como estranhas pelo sistema imunológico e para promover uma resposta que elimine a célula tumoral.

Talvez pareça estranho, mas, no início, quase ninguém relacionou as toxinas de Coley ao sistema imunológico. Naquela época, não se conheciam ainda os linfócitos T, fazia pouco tempo que se começava a entender alguma coisa sobre antígenos, sabia-se ainda menos sobre a atividade citotóxica não específica, e o interesse dos cientistas dirigia-se principalmente aos anticorpos. Portanto, não é estranho que até a primeira metade do século XIX as pesquisas tenham procurado encontrar alguma vacina que pudesse ser obtida "imunizando" animais com células tumorais ou extratos destas, de forma a obter um soro rico de anticorpos. Na maioria dos casos, os resultados não foram úteis. O obstáculo principal continuava a ser aquele que só seria superado e esclarecido, em parte, recentemente: a pesquisa antigênica da célula tumoral. Como e por que uma célula tumoral deveria apresentar antígenos de reconhecimento *diferentes* daqueles do organismo de onde provêm?

---

1. Por antígeno entende-se uma molécula estranha, que pode ser "livre" (como um medicamento, uma proteína produzida por um microrganismo) ou unida à superfície celular; neste último caso, o antígeno contribui para constituir o "complexo de histocompatibilidade" da célula, ou seja, o grupo de moléculas que definem "a identidade imunológica" da célula.

Paradoxalmente, a convicção sobre a diversidade antigênica do tumor derivava de estudos metodologicamente incorretos (mas isso os dedicados experimentadores ignoravam) realizados com animais nos quais se transplantavam células ou tecidos de tumores *humanos*. A idéia básica era a de que o contato provocava a produção de anticorpos responsáveis pela futura rejeição. Estava certo, mas não demonstrava nada, porque o animal teria rejeitado *de qualquer modo* o transplante de tumor, visto que provinha de uma espécie ou organismo *diferente* dele mesmo. Se, em vez de tumor, houvesse sido enxertado qualquer outro tecido, a reação observada teria sido a mesma. Naquela época, porém, a ciência dos transplantes e o complexo de histocompatibilidade, que, presente em todas as células do organismo, garante seu reconhecimento, eram completamente desconhecidos.

Aquelas pesquisas, no entanto, suscitaram uma onda de entusiasmo e levaram vários laboratórios a procurar os antígenos tumorais responsáveis pela suposta resposta imunológica. A dedicação foi enorme, mas vã. A decepção tomou o lugar da esperança. Mas, por sorte, como muitas vezes acontece, uma idéia certa, mesmo que defendida de maneira errada, acaba dando seus frutos, mais cedo ou mais tarde: os primeiros resultados concretos apareceram quando ninguém mais esperava. E, por isso, passaram despercebidos.

Foi durante a Segunda Guerra Mundial, em 1943, que L. Gross(4) pensou em contornar as dificuldades, utilizando ratos *inbred*. O estudioso americano ainda não sabia que iria assim inaugurar a era moderna da imunologia, fornecendo aos pesquisadores um instrumento precioso para validar e controlar os próprios experimentos. Obtém-se um animal *inbred* por meio do acasalamento entre consangüíneos; ele apresenta, portanto, a *mesma bagagem antigênica de seus semelhantes*. Esse fato possibilita o transplante de órgãos de um animal para outro, evitando a rejeição. Nessas condições é possível determinar quais substâncias têm ou não *poder antigênico*. Gross conseguiu demonstrar que os ratos podiam ser imunizados com fragmentos de sarcoma provenientes de animais da mesma linhagem *inbred* e que seu sistema imunológico tornava-se capaz de destruir um segundo enxerto neoplásico. Evidentemente a reação reconhecia antígenos específicos do tumor, visto que os animais *inbred* são imunologicamente *compatíveis* entre si. Essas observações, plenamente confirmadas por E. J. Foley(5) e pelo grupo de R. T. Prehn e J. M. Main, (6) lançaram as bases experimentais e teóricas da pesquisa imunológica, no campo oncológico. A demonstração de antígenos dotados de maior ou menor especificidade para o câncer compensava os esforços feitos, mas ainda não explicava o que era, e continua sendo, a questão fundamental: o sistema imunológico possui a possibilidade e os meios para destruir um tumor?

Uma transfusão terapêutica

Por muito tempo, os argumentos que defendiam o fato de o sistema imunológico possuir uma função específica contra o câncer baseavam-se em considerações indiretas: a presença de linfócitos infiltrados nos tumores sólidos, a comprovada freqüência de regressões e curas espontâneas de alguns tipos de tumor, a alta incidência de cânceres em pacientes com imunodepressão(7). Todas essas observações são indiretas e, ainda que tenham sido importantíssimas para orientar a pesquisa, não constituem, em rigor, uma prova experimental suficiente.

A primeira demonstração convincente da presença de um mecanismo imunológico dotado de especificidade e implicado na regressão de um câncer humano foi produzida casualmente por P. Levine, no começo dos anos 1950. Uma paciente com carcinoma gástrico devia ser submetida a uma cirurgia. Como sofria gravemente de anemia, pensara-se em fazer-lhe uma transfusão, para prepará-la para a operação. Entretanto, assim que recebeu as primeiras gotas de sangue, a paciente teve uma violenta reação alérgica. Naquele momento ninguém deu a isso a importância que merecia. A paciente foi levada para o centro cirúrgico e, como se temia, o abdome foi aberto e imediatamente fechado: o tumor alastrara-se e a doença era inoperável. Passaram-se dias, e depois meses. Todos pensavam que ela morreria. Naquela época, não existia nada, além da cirurgia, para tratar um carcinoma no estômago. Para surpresa geral, a paciente começou a melhorar:

voltou a alimentar-se, não teve mais crises de vômito, engordou. Em poucos meses deixou a clínica e, seis meses mais tarde, quando foi novamente submetida a uma cirurgia *exploratória*, os médicos não encontraram nem sombra do tumor. Declararam que estava curada. Viveu, feliz, por mais 25 anos.

O que acontecera? Levine e seu grupo tiveram uma intuição: devia existir um nexo com a transfusão. Por que a paciente tivera uma crise anafilática, ou seja, por que rejeitara o sangue, se nunca antes entrara em contato com este? Existia uma conexão entre os antígenos presentes na transfusão e os das células do tumor? Com grande paciência Levine demonstrou que tanto as hemácias utilizadas para a transfusão quanto as células do tumor traziam sobre a própria membrana uma raríssima *variante* do complexo protéico "P"; identificou assim o antígeno P1 que, apresentando-se como *estranho* ao organismo, fora capaz de promover uma violenta reação de rejeição, primeiro contra o sangue da transfusão e em seguida contra o tumor.(8) A descoberta de Levine demonstrava com clareza, pela primeira vez, que *uma reação imunológica específica podia ser eficaz a ponto de destruir* um tumor. Essa descoberta, como outras importantes, suscitava, por sua vez, outros problemas e colocava várias questões fundamentais. Se o sistema imunológico era, por si só, suficiente para destruir um tumor avançado, por que permanecera silencioso até aquele momento? Por que não agira imediatamente? Teria sido mais fácil destruir uma neoplasia em fase inicial. Era evidente que a transfusão desencadeara o mecanismo. Mas por quê? O que impedira, antes, o livre curso da resposta imunológica?

A imunovigilância

A reação imunológica que levara à supressão do carcinoma gástrico estudado por Levine envolvera os linfócitos B (sustentáculos da imunidade humoral, cuja ação é realizada pelos anticorpos) e também os linfócitos T (que são parte da imunidade celular). Pesquisas sucessivas ressaltariam que ambos os sistemas cooperaram nas reações provocadas pelas neoplasias que exprimem antígenos diferentes ou em quantidade excessiva em relação ao "normal".

A produção de anticorpos era conhecida há bastante tempo. Muito menos conhecidos eram a importância e o mecanismo de atuação das células T. Todos sabem com quanto vigor e ferocidade nosso organismo reage a um tecido ou a um órgão transplantado considerado estranho e com quanta rapidez consegue destruí-lo. Nessa reação, mobilizam-se as duas partes do sistema imunológico, mas, a ser decisiva, é a participação das células da imunidade celular (os linfócitos T-citotóxicos). O australiano sir McFarlane-Burnet(9) iria receber o prêmio Nobel justamente pelas pesquisas realizadas sobre transplantes e sobre imunidade celular. Seus estudos demonstravam que o sistema imunológico está constantemente ocupado em reconhecer e eliminar células "transformadas" (em sentido neoplásico) que, precisamente por causa desta "mutação", assumem características antigênicas diferentes, de "estraneidade".

Por outro lado, o início da era moderna de transplantes e os grandes sucessos obtidos na terapia de doenças graves e sem esperança (insuficiência renal e cardíaca, por exemplo) registravam as primeiras, inesperadas, contra-indicações. Os pacientes que faziam um transplante de órgão e eram submetidos a tratamentos imunodepressores (cujo alvo principal é a imunidade mediada pelas células T) para facilitar a fixação começaram a apresentar freqüente incidência espontânea de tumores. Diversos estudiosos evidenciaram que determinadas células, tanto de imunidade natural (como macrófagos e NK) quanto de imunidade específica(10), desempenhavam um papel estratégico na identificação e na destruição de qualquer célula que fosse antigenicamente diferente, como a célula do tumor. Nascia assim a teoria da imunovigilância, uma função desempenhada pelo sistema *imunológico* em todo o organismo, mediada por anticorpos, linfocinas e principalmente por células especializadas, como os linfócitos T.

Os linfócitos T dividem-se em duas classes principais, com base em um marcador de superfície (denominado CD) ao qual, por convenção, foram associados os números 4 e 8. Temos assim linfócitos CD8 e CD4. Dentro de cada grupo existem células que agem diretamente (efetores) e outras que modulam a resposta (reguladores). Os efetores CD8 são citotóxicos (linfócitos T-*Killer*):

atacam as células que possuem determinado antígeno; os reguladores CD8 são supressores (T-*suppressor*), ou seja, inibem a atividade de outras células imunológicas;[2] os efetores CD4 danificam os tecidos estranhos ativando outros glóbulos brancos, enquanto os reguladores CD4 chamam-se *helper* porque ajudam e incrementam a resposta dos linfócitos B e T, principalmente por meio da secreção de sinais químicos específicos.

Os matadores das células tumorais

Os mecanismos de defesa baseados na fagocitose foram os primeiros a aparecer na história da evolução. As células NK, as células LAK (*Lymphokine-Activated Killer cells*), os macrófagos e os granulócitos polimorfonucleares constituem o sistema chamado "aparato imunológico natural".

As células NK, inicialmente denominadas LGL (*Large Granular Lymphocytes*), foram rebatizadas como *Natural Killer** nos anos 1970, quando se tornou evidente que tinham a capacidade de matar espontaneamente as células "estranhas" transformadas por um agente infeccioso (como o vírus) ou por um tumor. Muitos aspectos da biologia das células NK permanecem ainda obscuros (antes de tudo, a origem, ou seja, as células a partir das quais se diferenciam), mas as pesquisas sobre as NK criaram o ensejo para a formulação de uma variante da teoria clássica da imunovigilância. As células NK são capazes de atacar diretamente as células estranhas ou aberrantes (entre as quais, em especial as tumorais), sem precisar reconhecer nenhum antígeno.

Tanto os macrófagos quanto os fagócitos exprimem sua eficácia ao enfrentar células estranhas, se são adequadamente

---

2. Uma das razões chamadas em causa para explicar a incapacidade do organismo de destruir as células tumorais vale-se justamente da possível interferência destes linfócitos que suprimem ou atenuam a reação imunológica e podem determinar um estado de "anergia" ou "tolerância" imunológica em relação à neoplasia

* Em inglês no original "assassino natural". (N.T.)

estimulados. Por muito tempo, discutiu-se sobre qual seria a natureza dessa estimulação. Sabia-se que fatores aparentemente não específicos, como os produtos bacterianos, podiam ativar e incrementar a função citotóxica contra o tumor. É provavelmente nisso que se baseia a eficácia das toxinas de Coley. Na prática clínica, prevaleceu o uso de associar, à quimioterapia, a administração de imunoestimulantes não específicos, dotados de boa eficácia no tratamento de algumas formas de tumor, como as neoplasias superficiais da bexiga. Mas permanecia desconhecido e misterioso o verdadeiro motivo pelo qual uma infecção, ou o contato com um antígeno bacteriano, aumentava a resposta imunológica antitumoral. A resposta a essa questão (e a outras) viria da descoberta da interleucina-2 (IL-2), que permitiu que se identificasse o sistema das linfocinas, um aparato de mensageiros químicos capazes de garantir a transmissão das informações dentro e fora do sistema imunológico.

Em uma série de experimentos publicados entre 1978 e 1983, foram descritas as características bioquímicas e funcionais do fator de crescimento dos linfócitos, conhecido hoje como interleucina-2 (11). Começava a ficar mais claro o funcionamento do sistema imunológico celular: quando um antígeno estranho penetra (ou se forma) no organismo, o próprio antígeno é englobado pelos macrófagos e pelos linfócitos B que o "digerem" e apresentam alguns fragmentos dele (os "epitopos") sobre a superfície da membrana. A maioria dos linfócitos T, ao contrário, não reconhece o antígeno, que, por isso, continua a movimentar-se tranqüilamente na circulação sangüínea e no sistema linfático. Apenas *os linfócitos que possuem os receptores específicos para o antígeno vêm a ser "estimulados"*. Os linfócitos T, uma vez "provocados" pelo antígeno, começam a produzir IL-2, enquanto outros reagem reproduzindo-se. A IL-2, como todos os fatores hormonais, liga-se a um receptor específico: dessa interação nasce um sinal que informa o linfócito T sobre a necessidade de entrar em ação. O resultado total é o rápido aumento de produção de um grupo de linfócitos (clones), em que todos têm o *mesmo receptor* para aquele determinado antígeno que desencadeou o processo e estão prontos para interagir e destruir o agressor que penetrou no organismo. Esses estudos demonstravam que o sistema imunológico, uma vez que depara com uma substância estranha, *integra o controle mediado pelo antígeno a uma regulação mediada por fatores hormonais*. Os estudos que se seguiram demonstraram que a IL-2 é necessária, não só para ativar e proliferar os linfócitos, mas também para as células NK e, muito provavelmente, também para os linfócitos B.(12)

As conseqüências da descoberta da IL-2 foram de importância estratégica, não apenas para a oncologia, mas para a imunologia em geral. Depois da IL-2, foram identificadas e caracterizadas dezenas de outras moléculas que asseguram a transmissão dos sinais dentro e fora do sistema imunológico. Muitas delas estão diretamente envolvidas na modulação e no incremento da resposta imunológica antitumoral, como o Fator de Necrose Tumoral (*Tumor Necrosis Factor*), a família dos interferons (alfa, beta e gama IFN) e as interleucinas (IL-1, IL-6, IL-4). O mérito de ter-se introduzido a IL-2 na terapia dos tumores, abrindo assim uma perspectiva de pesquisa imunológica radicalmente nova, é, também desta vez – parece um paradoxo –, de um cirurgião, Steven A. Rosenberg. Em 1968, Rosenberg – atual diretor do Departamento de Cirurgia do National Cancer Institute de Bethesda, em Maryland – trabalhava em um hospital de Brighton, onde internara um paciente de 63 anos que sofria de cálculos na vesícula biliar. O doente, doze anos antes, já fora submetido a uma cirurgia, no mesmo hospital, em virtude de um tumor no estômago.

O tumor fora removido, mas, como acontece com freqüência, a cirurgia mostrara metástase não operável no fígado. O paciente fora mandado para casa, sem tratamento, possivelmente porque se pensava que morreria em poucos meses. Mas, em vez disso, quando voltou ao hospital para um controle, três meses depois, os médicos constataram que estava recuperando as forças. Continuou a melhorar e logo deixou também os controles. Não se soube mais nada dele, até quando, dez anos mais tarde, foi operado da vesícula biliar. A esse ponto, pudemos constatar que não havia nenhum vestígio do tumor. O desaparecimento espontâneo de um câncer é um dos eventos mais raros na medicina e, com freqüência, é citado como demonstração do fato de que o sistema imunológico, a principal defesa natural do organismo contra vírus e "invasores estranhos" (inclusive órgãos transplantados), pode desencadear um ataque contra essa doença.(13)

Essa experiência teve um efeito perturbador sobre o destino do brilhante cirurgião. Rosenberg mergulhou no estudo da imunoterapia do câncer. Durante as primeiras, ingênuas e rudimentares, tentativas, Rosenberg tentou transferir aos pacientes linfócitos obtidos de porcos imunizados com extratos tumorais. Em seguida, deu o tiro certeiro. Já se sabia muito sobre a IL-2 e, sobretudo, sabia-se havia muito tempo que, em torno do tecido tumoral, encontra-se, com freqüência, uma densa infiltração de linfócitos T (TIL: *Tumor Infiltrating Lymphocytes*). Juntamente com dois biólogos, Paul Spiess e Ilana Yron, Rosenberg pensou em explorar as propriedades da IL-2, acrescentando-a diretamente às culturas de células tumorais infiltradas por linfócitos T: o objetivo era promover a proliferação dos linfócitos T específicos para o tumor e, então, isolá-los. Com grande surpresa constatou que, depois de poucos dias, antes ainda que os linfócitos T fossem capazes de multiplicar-se, as células tumorais começavam a morrer, uma atrás da outra. "Parecia que a interleucina-2 tinha uma atividade nunca antes identificada: podia realmente estimular certos linfócitos a reconhecer e a matar células tumorais."(13)

Rosenberg pensou imediatamente em concretizar os resultados daquele experimento: juntamente com Michael Lotze, decidiu cultivar glóbulos brancos, isolados do sangue de pessoas sãs, em presença da IL-2. Formavam-se, assim, células ativadas (chamadas LAK: *Lymphokine-Activated Killer*) capazes de destruir somente células tumorais humanas – e só em laboratório. A origem dessas células foi outra surpresa: não derivavam dos linfócitos T (como se pensou no início), mas das NK que constituem cerca de 5 a 10% de todos os glóbulos brancos e que, no passado, haviam sido denominadas *null*, ou seja, "insignificantes", porque não se conseguia identificar sua possível função. Rosenberg e seus colaboradores começaram, em 1984, a tratar alguns pacientes dando-lhes uma transfusão de células LAK, obtidas isolando os linfócitos dos próprios pacientes e colocando-os em incubação com IL-2. Os primeiros resultados foram desanimadores, porque em nenhum dos casos fora possível obter uma clara resposta antitumoral.

Rosenberg não desanimou e tentou novamente. Desta vez, associou a administração de IL-2 à transfusão de LAK. Um dos primeiros pacientes foi uma enfermeira de 39 anos que apresentava um melanoma espalhado por todo o corpo. Melanoma é um tumor altamente agressivo que, como o carcinoma do rim, é quase insensível à quimioterapia. Casos de regressão espontânea de melanoma e de tumor do rim foram registrados com mais freqüência do que outros tipos de neoplasia. Esse fato fazia supor que ambas as formas tumorais fossem particularmente sensíveis aos mecanismos de imunidade antitumoral. A paciente em questão apresentava metástases disseminadas e resistentes ao tratamento com interferon, feito em precedência. Em novembro de 1984 foi iniciado o tratamento combinado de células LAK e IL-2. Nos três meses seguintes, todos os tumores desapareceram; a mais de cinco anos de distância do tratamento, a paciente não apresentou nenhuma recidiva.

Esses resultados foram confirmados por outros pesquisadores e estendidos a outras formas de tumor, com grande sucesso.(14) A organização básica do tratamento imunológico nos doentes oncológicos sofreu muitas transformações, desde então. As células LAK, por exemplo, perderam parte da importância que tinham, como comenta o próprio Rosenberg, e, proporcionalmente, aumentou a importância da IL-2. Essa circunstância não altera o fato de que foram aqueles estudos clínicos que confirmaram decisivamente o papel que a ativação (ou reativação) do sistema imunológico pode ter no tratamento dos tumores, sobretudo daqueles menos sensíveis aos tratamentos convencionais, como a radioterapia e a quimioterapia. Os tratamentos à base de IL-2 e interferon constituem hoje o único recurso disponível para o melanoma e para o carcinoma renal metastático.

Na maioria dos casos, essas moléculas possuem também funções pliotrópicas, ou seja, têm a capacidade de agir a distância, sobre órgãos e células diferentes daquelas do aparato de onde provêm. Mas, é claro, que os pesquisadores nunca teriam imaginado que estes mediadores "imunológicos" pudessem intervir na regulação de funções cerebrais específicas. A IL-1, por exemplo, é capaz de promover a liberação de CRF (desencadeando assim a resposta de estresse) e de desencadear uma reação febril, agindo sobre os centros termorreguladores do hipotálamo.(15) Todas essas ações são, é claro, mediadas pelos *receptores específicos*, o que significa, em outros termos, que *o sistema nervoso central é fisiologicamente predisposto a receber e elaborar sinais provenientes do sistema imunológico*. Com enorme esforço, começavam a emergir as peças de um quebra-cabeça que demonstrava que os dois sistemas, em nada autônomos, estivessem em *constante relação e comunicação*. Um podia agir sobre o outro? E de que modo?

O cérebro da imunidade

A idéia de que o estado mental e o emocional possam, por meio do sistema imunológico, influenciar o surgimento e a evolução de uma doença orgânica fascinou gerações inteiras de médicos e cientistas. Em 1951, quando a imunologia ainda dava os primeiros passos, o fisiologista britânico George Day não hesitava em dizer que:

> Para contrair tuberculose pulmonar, uma pessoa precisa de alguns bacilos, de um pulmão moderadamente sensível à inflamação... e de alguns fatores internos que diminuam a resistência à doença. Entre estes, está a infelicidade.(16)

A possibilidade de que o sistema nervoso influenciasse a atividade do sistema imunológico fundava-se, em primeiro lugar, na existência demonstrada de conexões neuronais *diretas* entre os dois sistemas. Tanto o timo quanto a medula óssea, o baço e os nodos linfáticos são inervados por terminações do sistema nervoso autônomo (simpático e parassimpático). Os órgãos linfóides são inervados diretamente por terminações simpáticas que, na extremidade, liberam noradrenalina, como neuromediador. Esta, por meio dos próprios receptores específicos, age sobre as células imunológicas.(17)

Outras pesquisas haviam indicado que também o sistema nervoso central estava implicado na regulação das funções imunológicas. Em alguns estudos, por exemplo, verificou-se que quando há lesões do hipotálamo dorsal, a relação entre os linfócitos *T-helper* e *T-suppressor* reduz-se de modo impressionante (como conseqüência, as respostas imunológicas dirigidas contra as células cancerosas diminuem dramaticamente) e os tumores transplantados ou provocados quimicamente passam a crescer com facilidade igualmente impressionante(18). Além do hipotálamo, outras regiões do sistema nervoso central estão envolvidas na modulação do sistema imunológico. Se os níveis de catecolaminas centrais forem diminuídos experimentalmente, a produção de anticorpos ficará bloqueada e a atividade dos linfócitos *T-suppressor* será amplificada(19). A redução das catecolaminas – fenômeno comum em algumas formas de depressão e no estresse crônico incontrolável – leva a uma *inibição generalizada* do sistema imunológico.(20)

São de grande interesse os estudos em que uma lesão experimental do sistema límbico determina aumento das células do timo e proliferação dos linfócitos T (21). O sistema límbico está envolvido na elaboração das emoções e esses dados parecem indicar que, além disso, desempenhe uma ação genérica inibitória sobre a resposta imunológica. Esses elementos sugerem a existência de uma conexão *direta* entre *emoções e funcionalidade do sistema imunológico*, que influencia *sensivelmente* o estado do sistema de defesa. Para os clínicos do fim do século XIX, foram ainda mais expressivos os resultados dos estudos em que eram lesionadas áreas do neocórtex frontal.

Um cientista francês, George Renoux, ficara impressionado com o enorme volume de publicações sobre alterações imunológicas registradas em pessoas que sofriam de doenças mentais (esquizofrenia, depressão, psicoses) e em sujeitos que entravam em estados mentais especiais (meditação, hipnose). Renoux perguntou-se se a alteração do córtex frontal, que, segundo o dogma central da imunologia, *não devia nem podia* interferir de modo algum em um sistema autônomo como o imunológico, implicasse, ao contrário, conseqüências importantes para funções específicas de defesa. Descobriu, assim, que, se são removidas áreas do hemisfério frontal, ocorrem enormes reduções no número de células T e atenuam-se sensivelmente tanto as respostas imunológicas celulares quanto a atividade NK. Esse resultado, por si só, extraordinário, tornava-se ainda mais importante quando se considerava o *lado* em que havia lesão. Realmente a depressão imunológica ocorria *só se eram extraídas áreas do hemisfério frontal e pré-frontal esquerdo*. Lesões análogas no hemisfério direito implicavam efeitos *opostos* sobre o sistema imunológico, ou seja, uma *amplificação das respostas imunológicas*(22). É muito provável que isso aconteça porque a lesão no hemisfério direito remove uma influência *inibitória* que o lado direito tem sobre o esquerdo. É surpreendente que áreas do hemisfério direito, fisiologicamente predispostas à regulação emocional, possam controlar a ativação imunológica do hemisfério esquerdo. Tudo isso ressalta a importância do hemisfério direito na modulação das funções viscerais e comportamentais ativadas pelo esquerdo. Esse tema seria retomado e ampliado pelas pesquisas neurofisiológicas que pretendiam confirmar a correlação entre determinados *estados mentais,* em que é exaltada a atividade do hemisfério direito, e os processos que contribuem para preservar ativamente o bem-estar e a saúde psicofísica.

Esses trabalhos haviam mostrado que o sistema nervoso central influi *diretamente* sobre a imunidade do organismo. Mas, enquanto isso, acumulavam-se outros dados que indicavam que este sistema exerce controle também por via humoral, por meio de moléculas (neuro-hormônios, peptídios, neurotransmissores) capazes de interagir *a distância* com órgãos e células do sistema imunológico.

Sobre cortisol e outros hormônios

Com base nas conhecidas relações entre estresse e doença, entre estresse e sistema imunológico, o primeiro hormônio a ser julgado foi, é claro, o cortisol. Em concentração elevada e persistente, esse hormônio danifica os órgãos linfonodais e pode levar a perturbações estruturais que chegam à atrofia (23). Realmente, os glicocorticóides (cortisol e ACTH) produzem uma grande depressão da imunidade celular e humoral.

Além dos glicocorticóides, também o CRF desempenha um papel importante na resposta imunológica. Um experimento realizado por Michael Irwin, da Universidade californiana de La Jolla, em San Diego, demonstrou que algumas das alterações imunológicas observadas em animais submetidos a estresse deviam-se, exclusivamente, ao aumento anômalo e persistente do CRF (24). Irwin injetou no cérebro de ratos "estressados" um soro capaz de neutralizar o CRF. Depois de poucos dias, a atividade NK do baço voltara aos valores normais e o evento estressante fora completamente bloqueado. Se, porém, o soro antiCRF era injetado sob a pele ou por veia, o único efeito que se obtinha era o de reduzir a secreção de ACTH e de cortisol.(25) Os resultados desse estudo são simplesmente extraordinários e têm um alcance incalculável. Documentam, pela primeira vez, que uma *função imunológica pode ser diretamente controlada ao nível central e que um neurotransmissor pode influenciá-la, interagindo com centros nervosos específicos, sem precisar, necessariamente, entrar em contato com o sistema imunológico.*

Essas imprevisíveis propriedades imunomoduladoras dos neurotransmissores explicam as profundas alterações do sistema imunológico observadas nos animais – e no homem – submetidos a estresse.

Um exemplo significativo, pela sua tragicidade, é o dos pacientes, em geral muito jovens, que sofrem lesões permanentes na medula espinhal, com conseqüente paraplegia. Esses doentes vivem uma condição dramática que, por si só, pode ser vista como condição de estresse crônico, físico e psicossocial. A função imunológica desses pacientes foi estudada pelo grupo do doutor J. M. Cruse, da Universidade do Mississipi. Nos meses imediatamente sucessivos ao trauma, Cruse e seus colaboradores puderam constatar que os doentes apresentavam alterações dramáticas de vários parâmetros do sistema imunológico. A atividade das células NK, das células T-citotóxicas e as concentrações de linfócitos T resultavam de 20 a 40% mais baixas do que os valores normais. Ao mesmo tempo, o ACTH no sangue e o cortisol na urina aumentavam de 50 a 80%. Cruse acompanhou os pacientes por meses e pôde assim constatar, com surpresa, que, depois do tratamento de reabilitação, recuperavam energias e confiança em si próprios, o que lhes permitia elaborar – mental e fisicamente – as estratégias de *coping* necessárias para enfrentar a situação estressante. Como se esperava, os parâmetros imunológicos começaram a voltar ao normal: em poucos meses, os linfócitos recuperaram os níveis habituais e responderam eficazmente às solicitações antigênicas. A recuperação das células NK, componente filogeneticamente mais antigo do sistema imunológico, e também o mais sensível ao estresse(26), foi mais demorada. Esse fato traz conseqüências importantes, visto que as células NK são a *linha de frente defensiva* em relação ao tumor: se falham, a formação e o crescimento de uma neoplasia resultam enormemente favorecidos.

O estudo de Cruse demonstrava, de modo irrepreensível, que um estresse físico e psicológico crônico, não controlável, pode provocar modificações importantes na funcionalidade do sistema imunológico *no homem*. Sugeria também outra consideração que infundia confiança e esperança: era possível inverter o processo imunodepressor e, por meio de intervenções psicoterápicas e comportamentais (técnicas de relaxamento, *biofeedback*), baseadas em grande parte em processos *exclusivamente mentais*, restaurar as defesas comprometidas.

E se a sacarina destruísse os glóbulos brancos?

No começo dos anos 1970, Robert Ader, psicólogo que trabalhava em Nova York, na Universidade de Rochester, estava estudando a resposta condicionada no animal. Ader conhecia bem os estudos realizados pela escola de Pavlov, na União Soviética, e, como todos, ficara impressionado com o experimento em que cães aprendiam a associar o alimento (estímulo incondicionado) ao som de uma campainha (estímulo condicionado) e salivavam cada vez que ouviam o toque, independentemente de o alimento ser ou não apresentado. Ader queria verificar se também outras funções orgânicas – como as imunológicas –, podiam ser condicionadas e, assim, voluntariamente guiadas. Em seus experimentos, o psicólogo americano usava, como estímulo incondicionado, a ciclofosfamida, potente medicamento imunossupressor, e um estímulo condicionado, constituído por uma solução aquosa de sacarina. Não sendo habituados ao sabor doce, existiam boas possibilidades de que a bebida à base de sacarina representasse uma novidade suficiente para que aquela experiência se gravasse na memória dos animais.

Na primeira fase do estudo, os ratos recebiam o líquido, com sacarina e ciclofosfamida diluídas. Como era de esperar, os pobres roedores entravam em um estado de mal-estar geral, caracterizado por distúrbios gástricos, vômito e aversão pelo alimento. Esses efeitos são bem conhecidos por quem já foi tratado com a ciclofosfamida, utilizada em algumas doenças auto-imunes (como a artrite reumatóide) e no tratamento de muitas doenças tumorais. Os animais apresentaram também uma significativa redução dos níveis de glóbulos brancos em circulação. Também essa conseqüência fora prevista e era o parâmetro em particular que se queria estudar. Quatro semanas depois, os mesmos animais foram submetidos apenas ao estímulo condicionado: recebiam uma beberagem com sacarina diluída, *mas sem* ciclofosfamida. Ao contrário de qualquer expectativa, os animais passaram de novo pelo mesmo calvário sintomatológico da primeira vez e tiveram também uma enorme redução na concentração de leucócitos. Era incompreensível. Ader repetiu várias vezes o experimento e, ao final, chegou à única conclusão possível: de algum modo o animal associara o estímulo condicionado (sacarina) ao incondicionado (ciclofosfamida)(27), estabelecendo assim um reflexo que partia da percepção consciente de um sabor (doce), evocava novamente uma experiência e uma emoção precedentes (envolvendo assim as áreas responsáveis pela memória e o sistema límbico, envolvido, por sua vez, na elaboração das experiências emocionais). Tudo isso, para ativar, enfim, as áreas subcorticais, normalmente fora do controle voluntário do sistema nervoso, e provocar uma reação imunossupressora, *como se* o animal tivesse sido realmente tratado com ciclofosfamida.

Em resumo, os animais haviam "aprendido" a deprimir o próprio sistema imunológico cada vez que bebiam água adoçada. Exatamente como os cães de Pavlov, que salivavam ao som da campainha, mesmo se não viam o alimento. O estudo de Ader demonstrava que era possível *condicionar* a funcionalidade do sistema imunológico por meio da *aprendizagem associativa*. Confirmava-se, pela primeira vez, que uma emoção ou uma lembrança, em outras palavras, um processo essencialmente *mental* podia influir *significativamente* sobre as defesas do organismo e sobre a vulnerabilidade às doenças. Robert Ader quis tirar a "prova dos noves" e repetiu novamente o experimento, utilizando, desta vez, coelhos que sofriam de *Lupus Erythematosus Sistemicus*, conhecida doença auto-imune que se usa tratar com medicamentos imunossupressores (ciclofosfamida e metotrexato), para atenuar a reação do sistema imunológico contra alguns componentes *normais* do organismo. Os animais foram submetidos ao mesmo paradigma experimental. Também neste caso, quando a sacarina foi dada pela segunda vez, verificou-se uma queda dos glóbulos brancos maior e mais persistente do que a primeira, obtida com ciclofosfamida. A imunodepressão provocada desta maneira adquiria valor terapêutico. Os animais apresentaram uma clara redução da inflamação e viveram significativamente mais(28). Os experimentos de Ader inauguraram a era moderna das pesquisas neuroimunopsicológicas e fundaram uma nova disciplina – a psiconeuroimunologia – cujo congresso de fundação foi organizado pelo próprio Ader, em 1980.

Quando Ader apresentou o resultado dos estudos, tinha plena consciência de estar explorando um novo território da ciência médica. Mas não sabia ainda quanto seria perigoso. Como George Salomon (o cientista que com a professora Temoshock estudara as correlações entre perfis de personalidade e incidência de neoplasias), considerava que, neste campo, os objetos de estudo eram os estados da mente (*psico*) e o sistema de defesa (*imunologia*) que representava a interface com o organismo. Pensava, porém – e com razão –, que qualquer reação "condicionada", justamente porque é "aprendida" e "solicitada" do depósito de lembranças, teria de passar, necessariamente, pelo filtro de estruturas neuronais e do complexo informativo representado pelos neurotransmissores. Quis, por isso, inserir o termo *neuro-*. Daí o neologismo *psiconeuroimunologia* (PNI), para definir as relações entre mente e sistema imunológico.

Como acontece cada vez que se descobre uma terra nova e novas fronteiras delineiam-se no horizonte, um exército heterogêneo e desordenado de aventurosos e aventureiros precipitou-se em uma "corrida ao ouro", louca e confusa. Todos queriam ser os primeiros a chegar e a colher o fruto da vitória. Assim, psiquiatras, imunologistas, oncologistas, patologistas, neuroanatomistas, biólogos, epidemiologistas e um grande número de outras figuras especializadas da medicina lançaram-se nessa área, dando a própria contribuição à PNI. E, como todas as corridas ao ouro (quem não se lembra das histórias do Velho Oeste?), também esta teve seus dramas, conflitos ferozes e implacáveis, descobertas extraordinárias, alegrias, dor, sofrimento, hostilidade e incompreensões. Principalmente no início, os setores mais conservadores do mundo acadêmico reagiram com uma atitude de desconfiança e relutância. Para estes, qualquer inovação assume as características de uma revolta anárquica, que parece ameaçar interesses pessoais e diretos. E se, por acaso, as novas descobertas colocam em discussão princípios fundamentais da ciência médica, inteiras formações de ilustres estudiosos levantam-se, indignadas, contra o "crime de lesa-majestade", como se os princípios da ciência fossem dogmas de fé. A verdade científica, nesse caso, em vez de ser o objetivo permanente de todos, acaba se tornando uma questão "pessoal", definida e decretada de uma vez por todas.

Para dar um exemplo (entre os muitos possíveis) lembrado por Steve Colligan(29) do Beth Israel Hospital de Boston, podemos citar o caso do departamento de Medicina do Comportamento no National Cancer Institute de Washington, onde haviam sido realizadas as pesquisas que permitiram correlacionar determinada atitude em relação à doença com a evolução desta. Estamos falando do estudo de Greer que mostrara como uma personalidade combativa possibilitava sobrevida mais longa às pacientes que sofriam de carcinoma nas mamas.

Os pesquisadores esperavam, em primeiro lugar, verificar a validade dessa teoria e, em seguida, descobrir como seria possível ajudar [estas] pacientes a enfrentar a doença com mais eficácia. Em 1982, este departamento, constituído havia apenas quatro anos, foi abolido pelo novo responsável daquela divisão do Instituto. Sua explicação enigmática foi: "O estudo da psiconeuroimunologia *não representa, nem representará no futuro, uma atividade significativa deste Instituto.* É muito difícil, para nós, aqui, enfrentar o problema de como as emoções influenciam o câncer".(30)

Uma afirmação desse tipo, arrogante e presunçosa, não merecia resposta: o responsável pelo projeto demitiu-se para transferir-se a uma universidade menos hostil e preconceituosa. Uma resposta de qualquer modo foi dada, por meio das descobertas sensacionais de um microbiologista do Texas.

Sintaxe da comunicação neuroimunológica

Ader publicara seus resultados na revista Science e, apesar do indiscutível prestígio desse periódico, as reações foram de dúvida e ceticismo, na maioria dos casos. Por outro lado, seu trabalho minava na base um dos dogmas da medicina científica: afirmar que o sistema imunológico, cujo funcionamento era considerado vinculado exclusivamente a automatismos intrínsecos, seria influenciado ou regulado por órgãos e estruturas externas ao próprio sistema era já uma heresia digna de um auto-de-fé; mas sustentar que poderia estar sujeito à regulação de centros e núcleos do encéfalo e recair, assim, na esfera de influência da *mente* era, para muitos, um absurdo. Ora, tachar o trabalho de um cientista de *irracional* – mesmo que poucos saibam definir o termo com rigor – é a pior ofensa e a pior acusação que um membro da comunidade científica possa fazer a outro (apenas plagiar é pior: os cientistas são, com razão, vaidosos e ciumentos das *próprias* descobertas).

As mesmas acusações, apenas mais veladamente, haviam sido feitas a Solomon e Amkraut, os quais demonstraram que uma lesão em áreas específicas do hipotálamo podia inibir ou reforçar a resposta imunológica. Solomon cunhara uma primeira e temporária definição desta nova ciência, definindo-a *psicoimunologia*. Restava ainda um obstáculo, que, no momento, parecia insuperável: como o sistema nervoso podia ter tal efeito? Por meio de quais neurotransmissores? E, se realmente acontecia esta "comunicação", não era preciso, antes, haver demonstrado que os efetores do sistema imunológico são capazes de receber e compreender as mensagens do sistema nervoso?

Para Edwin J. Blalock, diretor do Departamento de Microbiologia da Universidade do Texas, em Galveston, essa questão tornara-se uma verdadeira obsessão. Ele ficara impressionado com as semelhanças existentes entre o sistema nervoso e o imunológico: ambos têm o mesmo número de células, a mesma capacidade de produzir uma "lembrança" com base nas experiências adquiridas e são inumeráveis as analogias de linguagem, gramática e funcionamento entre os dois sistemas.(31) Blalock sabia que os linfócitos, como outras células do sistema imunológico, são sensíveis às variações dos principais hormônios e neuromediadores envolvidos na reação de estresse: corticosteróides, ACTH, CRF. Era evidente que possuíam receptores que lhes permitiam receber uma mensagem e comportar-se em função desta.

Já fora amplamente demonstrado que as células imunológicas são dotadas de um grande número de receptores para os mais diferentes hormônios, fatores de crescimento e, é claro, também para os neurotransmissores(32). Tudo isso, porém, não era suficiente para provar a natureza *informacional* da relação entre sistema imunológico, sistema endócrino e encéfalo. Se pensamos que são *comunicantes* entre si, é preciso demonstrar a possibilidade não só de mensagens que *chegam,* mas também das que *partem,* permitindo uma influência recíproca em relação às recíprocas modificações de cada componente. Caso contrário, o sistema nervoso faria um *monólogo*, como acontece com outros órgãos, e não um *diálogo*. Só o fato de formular a hipótese de que isso fosse possível arrepiava os pensadores de bem do *establishment científico*.

As evidências a favor dessa possibilidade estavam se acumulando. Um cientista da Universidade de Zurique, H. O. Besedovsky, foi o primeiro a demonstrar que a atividade elétrica de algumas áreas cerebrais sofre modificações observáveis, em presença de uma reação imunológica. O estudioso implantara microeletrodos no hipotálamo de roedores e registrara a freqüência de descarga elétrica de núcleos específicos em condições basais; em seguida, inoculara no animal um agente infeccioso e, obviamente, observara uma reação imunológica. O cientista constatou, com estupor, que a atividade daquelas regiões cerebrais modificava-se, em resposta à estimulação antigênica(33). Era como se o hipotálamo, e portanto o sistema nervoso central, fosse *informado* sobre a presença de uma substância estranha e sobre as reações que estavam ocorrendo em conseqüência disso, e modificasse, em resposta, o próprio nível de atuação, observável por meio da freqüência com que descarregava impulsos elétricos, ao longo das terminações nervosas. Esta era uma verificação importante, mas, claro, não suficiente. Outros trabalhos trariam mais confirmações indiretas. Um deles é o estudo que demonstrou que, após a administração de antígenos bacterianos, verificavam-se no rato grandes modificações do eixo hipotálamo–hipófise–supra-renal *muito parecidas com as que se verificam durante estresse não controlável* (34). Nesse caso, a infecção tornava-se, por si só, um evento estressante, capaz – *mas como?* – de evocar a ativação da resposta de adaptação do sistema nervoso.

Algumas pesquisas haviam demonstrado que a remoção da hipófise, no rato, nas galinhas e também no homem (quando extraída devido a uma neoplasia), não determinava um abaixamento das concentrações de corticosteróides e, sobretudo, não abolia o aumento dessas concentrações, em resposta a um estresse (35). Era inexplicável. Quando se remove a hipófise, são retirados os núcleos que produzem ACTH, neuro-hormônio que estimula a supra-renal a produzir glicocorticóides. Como podiam as glândulas supra-renais continuar a produzir esses hormônios, na ausência de ACTH? Firmemente intencionado a encontrar uma solução, Blalock começou a investigar se era possível dosar o ACTH no sangue de animais dos quais se havia retirado a hipófise. Constatou que o ACTH continuava a ser sintetizado e a ser colocado em circulação (mesmo que em concentrações mais baixas do que o normal) (36). O estudioso fez então algo bastante simples: passou a verificar se os linfócitos podiam produzir *eles mesmos* a informação genética (o RNA mensageiro) necessária para sintetizar a molécula da qual se origina o ACTH. Descobriu que tanto os linfócitos quanto os macrófagos produzem ACTH em resposta a uma estimulação antigênica(37). Esses resultados demonstram que as *células do sistema imunológico podem produzir um mediador clássico, até pouco tempo atrás considerado específico do sistema nervoso, por meio do qual influenciam o aparato endócrino e o nervoso.* O sistema imunológico pode, então, dialogar com o sistema nervoso central, visto que *utiliza o mesmo alfabeto e a mesma gramática.*

Aquilo que só poucos anos atrás teria parecido uma heresia tornava-se realidade: entre sistema imunológico e sistema nervoso existe uma comunicação bidirecional que faz com que os dois sistemas possam dialogar entre si e harmonizar as respectivas funções para salvaguardar a homeostase. Esta dependia cada vez menos da regulação dos automatismos intrínsecos.

A partir daquele momento, dezenas e dezenas de peptídios neuroendócrinos, com os seus respectivos RNA mensageiros, foram sendo identificados nas células imunológicas e a eles foram atribuídas diversas funções.(38) As velhas definições (hormônios, neurotransmissores, neuromediadores) perdiam importância, agora que se começava a entender que o organismo era percorrido por uma rede informativa *contínua* em que as comunicações eram garantidas por uma classe heterogênea de substâncias *comuns* aos três sistemas: endócrino, nervoso e imunológico.

Esse quadro conceitual descortinou territórios inexplorados pela investigação científica e forneceu pressuposto teórico e experimental à suposição (cada vez menos hipotética) de que o sistema nervoso e a mente podem influir sobre sistemas aparentemente autônomos, cujo bom funcionamento é essencial para a proteção da saúde e a rejeição de doenças graves, como o câncer.

É possível imaginar que, assim como o sistema nervoso pode deprimir as funções imunológicas (como acontece durante o estresse), possa, em outras condições, reforçá-la. A constatação pode parecer óbvia, mas no campo científico nada é óbvio e é necessário aceitar o esforço (mas também o prazer) de submeter cada afirmação à verificação e à demonstração: principalmente as que *parecem* óbvias.

A network neuroimunoendócrina

Certo amigo meu, George Maestroni, que trabalha no Laboratório de Patologia de Locarno, sempre acreditou que o trabalho misterioso do "guardião interno" fosse realizado pela atividade integrada de vários aparatos, estreitamente ligados entre si por conexões nervosas e por um único sistema de comunicação, assegurado pelas moléculas informacionais: hormônios, neuropeptídeos, catecolaminas, linfocinas. Para designar este aparato, cunhou um eficaz neologismo: "*network* neuroimunoendócrina", (39) no qual os três termos são reunidos em um.

Esse sistema está implicado na reação de estresse e é estimulado a produzir uma cascata de mensagens que, direta ou indiretamente, produz tanto efeitos comportamentais quanto alterações bioquímicas e imunológicas. Maestroni e outros, com ele, haviam colocado o problema de quais fatores intervinham para combater as conseqüências produzidas pelo estresse no sistema imunológico e quais seriam os sinais que, em condições fisiológicas, incrementariam-no, ao invés de deprimi-lo.

Havia muito tempo que se sabia que, como todas as outras funções fisiológicas fundamentais, também a função imunológica apresenta oscilações de atividade em relação ao *ritmo circadiano*. As porcentagens de alguns parâmetros atingem o pico nas horas noturnas e valores mínimos de manhã e de dia (40). Ao mesmo tempo, a suscetibilidade a contrair infecções varia entre o dia e a noite, pelo menos nos ratos (41). Essas considerações haviam levado a pensar que a glândula pineal pudesse influenciar o sistema imunológico, por meio da liberação de melatonina.

Já fora evidenciado, havia mais de vinte anos, que a melatonina tinha alguma relação com essa questão. Nessa época notara-se que após a remoção cirúrgica da pineal (pinealectomia) ocorria uma depressão da imunidade celular (42), enquanto o timo atrofiava-se e desorganizava-se estruturalmente (43). A administração de extratos pineálicos, ao animal jovem, ao contrário, produzia hiperplasia do órgão linfóide.(44)

Maestroni planejou um experimento de fácil execução, no qual poupava os animais do pesado estresse cirúrgico de remoção da pineal, praticando uma pinealectomia "química". Manteve os ratos sob condições de iluminação constante, por algumas gerações, o que suprimia a funcionalidade da glândula pineal (que na presença de luz não sintetiza melatonina) e, a longo prazo, habituava os roedores a um biorritmo independente do ciclo luz–escuridão. Maestroni começou, assim, a observar profundas alterações na organização imunológica dos ratos de terceira geração. Além de um atraso no crescimento (o que sugeria que a secreção do hormônio do crescimento estivesse inibida, de alguma maneira), os animais apresentavam uma grande redução de anticorpos e de elementos celulares (linfócitos T e B) do baço e do timo.(45)

Esses resultados surpreendentes seriam confirmados por outros centros de pesquisa(46) e abririam uma nova área de estudos promissores nos quais se mostrava que a melatonina – diretamente envolvida na manutenção do tom do humor e na regulação da resposta de estresse – podia estar envolvida no incremento do sistema imunológico, considerado nos seus diversos aspectos. A administração de hormônio pineálico reforça a resposta imunológica nas mais diferentes condições, até mesmo em animais sãos (47). Seus efeitos são evidenciáveis em animais submetidos à estimulação antigênica (durante infecção, por exemplo), quando favorece a proliferação das células plasmáticas e as reações que envolvem os linfócitos T.(48)

Os resultados obtidos são ainda mais impressionantes quando se tratam com hormônios pineálicos os animais submetidos a estresse não controlável. A administração de melatonina é capaz de combater os efeitos imunossupressores que os corticosteróides ou a ciclofosfamida provocam no timo e na resposta dos anticorpos;(49) da mesma forma, o hormônio pineálico consegue restaurar eficazmente a resistência imunológica nos ratos expostos a estresse: a melatonina, em particular, parece potencializar as reações mediadas pelos linfócitos T.(50)

Trabalhando com Ario Conti, George Maestroni achou necessário verificar se, porventura, alguns dos efeitos "protetores" da melatonina sobre as defesas imunológicas eram mediados pelo aumento das endorfinas linfocitárias,(51) os chamados "opióides endógenos", capazes de moderar a depressão imunológica provocada pelos corticosteróides. Submeteu novamente os ratos ao mesmo paradigma experimental. Administrou de novo a melatonina, mas associou a ela a naltrexona, antagonista eletivo das endorfinas. Foi com compreensível estupor que os dois estudiosos observaram que as conhecidas propriedades imunomoduladoras do hormônio pineálico eram quase completamente anuladas. Os dados sugeriam com clareza que a melatonina agia por meio dos opióides endógenos: se estes eram bloqueados, os efeitos imunológicos desapareciam no nada. Uma nova prova foi obtida com a administração direta de algumas endorfinas: a melatonina voltava a ter, miraculosamente, efeitos benéficos sobre o sistema imunológico. As pesquisas que se seguiram permitiram que se apurasse que boa parte das ações biológicas do hormônio pineálico sobre os linfócitos T é mediada pela estimulação da síntese de opióides endógenos, os MIO, como foram chamados por Maestroni (*Melatonin Induced Opioids*).(52)

É já uma certeza que a melatonina pode ter efeitos diretos sobre o sistema imunológico. Depois de anos de esforços infrutíferos, foram finalmente encontrados os receptores específicos para a melatonina sobre a membrana linfocitária(53), assim como acontecera com muitos outros hormônios(54). Esses resultados tiveram o grande mérito de confirmar definitivamente o parentesco da melatonina (uma das moléculas mais discutidas nos últimos tempos) com a classe dos neuromediadores "informacionais" (que, como todos os hormônios, age por meio de um receptor indispensável) e de ressaltar sua importância no campo imunológico, em que colabora para o desempenho de funções indispensáveis, muitas ainda desconhecidas.

Uma ponte para o futuro

O sistema imunológico, por meio da orquestração de uma resposta complexa na qual intervêm órgãos, células especializadas, anticorpos e moléculas informacionais, é capaz de organizar uma *defesa eficaz* contra os tumores. As experimentações realizadas nas últimas décadas confirmaram plenamente que o sistema de defesa dispõe de meios para combater o surgimento de um tumor e sua difusão metastática. Os atuais tratamentos para alguns tumores, como o melanoma e o adenocarcinoma do rim, baseiam-se, preponderantemente, na administração de linfocinas que ativam alguns tipos de células imunológicas – como as NK e os linfócitos T – capazes de agredir e destruir os tecidos tumorais. Os protocolos de tratamento prevêem principalmente a utilização de IL-2 e de interferon, mas multiplicam-se os registros que se referem ao uso de melatonina, *Tumor Necrosis Factor*, vacinas específicas ou células imunológicas oportunamente ativadas (como os TIL) ou modificadas com a técnica de transplante gênico.(55) É possível que outros tumores sólidos sejam suscetíveis ao tratamento imunológico: muitas evidências nesse sentido foram produzidas em relação ao tratamento de tumores da bexiga e do ovário, do cólon(56), da leucemia de células "cabeludas", do mieloma. Também algumas neoplasias notoriamente resistentes a qualquer tipo de tratamento médico parecem não sê-lo a um tratamento combinado imunoendócrino. Em colaboração com meu caro amigo Aldo Laganà, do Departamento de Química da Universidade La Sapienza, com quem trabalho há mais de quinze anos na pesquisa experimental sobre tumores, vimos que pacientes que sofrem de câncer inoperável do pâncreas podem obter benefícios se tratados com octreotide (análogo da somatostatina que bloqueia um fator de crescimento do tumor), IL-2 e melatonina: em relação aos doentes tratados apenas com quimioterapia, os do grupo experimental sobreviveram por um período duas vezes mais longo. Além disso, a incidência de efeitos colaterais revelou-se sensivelmente inferior(57). É plausível que, no futuro, a imunoterapia possa trabalhar ao lado de outras modalidades terapêuticas no tratamento de tumores que são hoje pouco controláveis com medicamentos ou radioterapia.

Essas observações, ao mesmo tempo, confirmam que a imunovigilância, função fisiologicamente preposta ao reconhecimento e à eliminação dos clones celulares aberrantes ou tumorais, seja realmente uma das tarefas principais e mais bem elaboradas do sistema de defesa.

Essa função é plenamente controlada por uma rede informativa bidirecional – assegurada por um grande número de "mensageiros" químicos – que coordena em um todo a atividade de pelo menos três grandes sistemas: imunológico, sistema nervoso central e endócrino: a *"network* neuroimunoendócrina". Tudo isso infringia aquilo que, mais do que um dogma, tornara-se um *tabu* na medicina científica: a autonomia do sistema imunológico. A esse propósito, Besedovsky comenta com muita propriedade:

> Não há dúvidas sobre a existência de vários e eficientes mecanismos de auto-regulação do sistema imunológico (como o *feedback* de

anticorpos, a *network* idiopática/antiidiopática, a relação *T-helper/T-suppressor*) que conferem certa autonomia ao sistema. O fato de que as células imunológicas possam "funcionar" em laboratório o confirma. Entretanto, nada disso pode ser usado como argumento contra a imunorregulação neuroendócrina... Visto que o cérebro intervém (com base nos programas homeostáticos), a modulação resultante será fruto dos sinais neuroendócrinos "externos" e dos auto-reguladores de natureza estritamente imunológica.(58)

Essas descobertas acabaram colocando perguntas *decisivas* às quais se está tentando responder. A primeira delas atormenta e tira o sono dos imunologistas que trabalham no campo da oncologia: se um tumor é capaz de promover uma resposta de rejeição eficiente, por que isso não acontece na maioria das vezes? Em outras palavras, o tumor pode dominar as defesas internas do organismo ou prevalece sobre elas apenas quando elas já estão por um fio?

É provável que ambas as soluções estejam certas, mas, no momento, os dados são poucos, as teorias muitas e portanto, em poucas palavras, continuamos a tatear no escuro e a fazer suposições, visto que ainda não existem elementos concretos. O debate nesse campo está aberto e todos podem dar opinião. Em segundo lugar, uma vez provada a estreita inter-relação entre sistema endócrino, imunológico e sistema nervoso, seria necessário demonstrar que também um estado mental – o conteúdo do pensamento, as emoções e tudo o que faz parte do complicado teatro que é a nossa consciência – pode, voluntariamente ou não, influenciar a resposta imunológica.

Aqui também as hipóteses e conjecturas são muitas e as polêmicas, particularmente, ferozes e sanguinolentas. Pensar que o sistema imunológico possa ser controlado e regulado pelo sistema nervoso era já um absurdo que, até hoje, grande parte do mundo acadêmico está tentando digerir, com grande esforço. Considerar que possa ser influenciado "mentalmente" é pior do que uma bobagem: é irracionalidade, bruxaria. Abominação.

Infelizmente, muitos dos que escreveram sobre esse assunto não eram imunes (não é trocadilho) à charlatanice que hoje ameaça seriamente os desígnios da ciência e pode arrastar para a polêmica também o que a psiconeuroimunologia produziu de bom. Apesar disso, alguns trabalhos começaram pacientemente, com cautela e timidez, a construir um quadro de referência que forneceu os primeiros elementos concretos a uma hipótese que, apenas alguns anos atrás, teria parecido vã e louca a muitos.

E, para enfrentar essa questão, veremos como o ponto de partida foi mesmo o estudo dos "loucos", ou seja, dos doentes psiquiátricos.

Referências bibliográficas

(1) NAUTS, H. C. *Cancer Res.*, 1946, 6: 205.
(2) STARNES, C. O. *Nature*, 1992, 357: 11.
(3) AXELROD, R. S. *Cancer Res.*, 1988, 61: 2219.
(4) GROSS, L. *Cancer Res.*, 1943, 3: 326.
(5) FOLEY, E. J. *Cancer Res.*, 1953, 13: 835.
(6) PREHN, R. T. e MAIN, J. M. *J. Natl. Cancer Inst.*, 1957, 18: 759.
(7) MOORE, G. E. e KONDO, T. *Surgery*, 1958, 44: 199.
(8) LEVINE, P.; BOBBIT, O. B.; WALLER, R. K. *Proc. Soc. Exp. Biol.*, 1951, 77: 403.
(9) BURNET, F. M. The concept of immunological surveillance. In: SCHWARTZ R. S. (ed.). *Progress in experimental tumor research*, Basel, S. Karger, 1970, p. 1.
(10) LOTZE, M. T. e FINN, O. J. *Immunol. Today*, 1990, 11: 190.
(11) SMITH, K. A. L' interleuchina-2. In: *La nuova immunologia, Le Scienze*, curador: F., Milão, Celada, 1992, p. 220.
(12) SMITH, K. A. *Interleukin-2*, Academic Press, 1988.
(13) ROSENBERG, S. A. Immunoterapia adottiva contro il cancro. In: *Le Scienze*, nº 263, p. 30, 1990.
(14) BONN, T. Come combattere il cancro attivando il sistema immunitario. In: *Le Scienze*, 1993, 297: 20.
(15) UEHARA, A. P.; GOTTSCHALL, P.E.; DAHL, R. R. e ARIMURA, A. *Endocrinol.*, 1987, 121: 1580.
(16) DAY, G. *The Lancet*, 1951, 6663: 1025.
(17) HALL, N. R.; MCGILLIS, J. P.; SPANGELO, B. L.; HENLY, D. L.; CHROUSOS, G. P. e SCHULTE, H. M. Thymic hormone effects on the brain and neuroendocrine circuits. In: GUILLEMIN, R.; COHN, M.; MELNECHUK, T. (eds.). *Neural modulation of immunity*, Nova York, Raven Press, 1985, p. 179.

(18) SOBUE, H.; MINAGAWA, M.; INOUE, K.; UEKI, K.; TANAKA, R. e AOKI, T. Immune responses influencing regions in the rat hypothalamus. In: AOKI, T., URUSHIZAKI, I. (eds.). *Manipulation of host defense mechanisms*, Nova York, Excerpta medica, 1981.
(19) CROSS, R. J.; JACKSON, J. C.; BROOKS, W. H.; SPARKS, D. L.; MARKESBERY, W. R. e ROSZMAN, T. L. *Immunol.*, 1986, 57: 145.
(20) SHAVIT, Y.; DEPAULIS A.; MARTIN, F. C.; TERMAN, G. W.; PECHNICCK, R. N.; ZANE, C. J.; GALE, R. P. e LIEBSKIND, J. C. *Proc. Natl. Acad. Sci. USA*, 1986, 83: 7114.
(21) BROOKS W. H.; CROSS R. J.; ROSZMAN, T. L. e MARKESBERY, W. R. *Ann. Neurol.*, 1982, 12: 56.
(22) RENOUX, G. e BIZIERI, K. Neocortex lateralization of immune function and of the activities of imuthiol, a T-cell specific immunopotentiator. In: ADER, R.; FELTEN, D. L. e COHEN, N. (eds.). *Psychoneuroimmunology* (2ª ed.), Nova York, Academic Press, 1991, p. 127.
(23) DRACOTT, B. N. e SMITH, C. E. T. *Immunol.*, 1979, 38: 429.
(24) IRWIN, M. R.; VALE, W. e RIVIER, C. *Endocrinol.*, 1990, 126: 2837.
(25) IRWIN, M. R.; VALE, W. e BRITTON, K. T. *Brain Behav. Immun.*, 1987, 1: 81.
(26) CRUSE, J. M.; LEWIS, R. E.; BISHOP, R. G.; KLIESCH, W. F.; GAITAN, E. e BRITT, R. *Pathobiol.*, 1993, 61: 183.
(27) ADER, R. *Psychosom. Med.*, 1975, 37: 234.
(28) ADER, R. e COHEN, N. *Behav. Brain Sci.*, 1985, 8: 379.
(29) LOCKE, S. e COLLIGAN, D. *Il guaritore interno*, Florença, Giunti, 1990, p. 39.
(30) GREER, S.; MORRIS, T.; PETTINGALE, K. W. e HAYBITTLE, J. L. *The Lancet*, 1990, 335: 49.
(31) JERNE, N. K. *Science*, 1985, 229: 1057.
(32) CARR, D. J. J. *Chem. Immunol.*, 1992, 52: 84.
(33) BESEDOVSKY, H. O.; DEL REY, A.; SORKIN, E.; DA PRADA, M.; BURRI, R. e HONEGGER, C. *Science*, 1983, 221: 564.
(34) MAESTRONI, G. J. M. e PIERPAOLI, W. Pharmacological control of the hormonally mediated immuneresponse. In: ADER, R. (ed.). *Psychoneuroimmunology*, Nova York, Academic Press, 1981, 405.
(35) SMITH, E. M.; MEYER, W. J. e BLALOCK, J. E. *Science*, 1982, 218: 1311.
(36) SMITH, E. M. e BLALOCK, J. E. *Proc. Natl. Acad. Sci. USA*, 1981, 78: 7530.

(37) CLARKE, B. L.; GEBHARDT, B. M. e BLALOCK, J. E. *Endocrinology*, 1993, 132: 983.
(38) BLALOCK, J. E. *J. Immunol.*, 1984, 132: 1067.
(39) MAESTRONI, G. J. M. *et. al.* Melatonin in relation to the immune system. In: HING-SING, Yu e REITER, R. J. (eds.). *Melatonin*, Boca Raton, Fla., CRC Press, 1993, 290.
(40) BRAINARD, G. C.; KNOBLER, R. L.; PODOLIN, P. L.; LAVASA, M. e LUBLIN, F. D. *Life Sci.*, 1987, 40: 1319.
(41) FERNANDES, G.; CARANDENTE, F.; HALBERG, F. e GOOD, A. *J. Immunol.*, 1979, 123: 622.
(42) JANKOVIC, B. D.; ISAKOVIC, K. e PETROVIC, S. *Immunol.*, 1970, 8: 1.
(43) VAUGHAN, M. K. e REITER, R. J. *Texas Rep. Biol. Med.*, 1971, 29: 579.
(44) CSABA, G. e BARATH, P. *Endocrinol. Exp.*, 1975, 9: 56.
(45) MAESTRONI, G. J. M.; CONTI, A. e PIERPAOLI, W. *J. Neuroimmunol.*, 1986, 13: 19.
(46) BECKER, J.; VEIT, G.; HANDGRETINGER, R.; ATTANASIO, A.; BRUCHETT, G.; TREENNER, I.; NIETHAMMER, D. e GUPTA, D. *Neuroendocrinol. Lett.*, 1988, 10: 65.
(47) MAESTRONI, G. J. M., CONTI, A. e PIERPAOLI, W. *Clin. Exp. Immunol.*, 1987, 68: 384.
(48) MAESTRONI, G. J. M.; CONTI, A. e PIERPAOLI, W. *Ann. N. Y. Acad. Sci.*, 1988, 521: 140.
(49) MAESTRONI, G. J. M.; CONTI, A.; PIERPAOLI, W. *et al.* Melatonin, stress and the immune system. In: *Pineal Res. Rev.*, vol. 7, Reiter, R. J. (ed.). Alan Liss N. Y., 1989, 203.
(50) CAROLEO, M. C.; FRASCA, D.; NISTICÒ, e DORIA, G. *Immunopharmacol.*, 1992, 23: 81.
(51) MAESTRONI, G. J. M.; CONTI, A. e PIERPAOLI, W. *J. Neuroimmunol.*, 1986, 13: 19.
(52) DEL GOBBO, V.; VILLANI, V.; CALIÒ, N.; NISTICÒ, G. *Int. J. Immunol.*, 1989, 11: 567.
(53) GONZALES-HABA, M. G.; GARCIA-MAURINO, S.; CALVO, J. R.; GOBERNA, R. e GUERRERO, J. M. *FASEB J.*, 1995, 9: 1331.
(54) Para uma resenha sobre a relação entre Melatonina e Sistema Imunológico, veja: BIZZARRI, M. e LAGANÀ, A. *Melatonina: biosintesi, fisiopatologia, metodi d'analisi*, Roma, Book and Byte, 1996, pp. 245-78.

(55) ROSENBERG, S. A. Principles of cancer management: biologic therapy. In: *La nuova immunologia, Le Scienze*, curador: F., Milão, Celada, 1992, p. 349.
(56) BARNI, S.; LISSONI, P.; CAZZANIGA, M.; ARDIZZOIA, A.; BRIVIO, F.; FOSSATI, V. e TANCINI, G. *Oncology*, 1995, 52: 243.
(57) BIZZARRI, M.; FACCO, R.; IELAPI, T.; CHIRIATTI, F. e LAGANÀ, A. Palliative immunotherapy with IL-2, octreotide and melatonin of inoperable pancreatic cancer. In: *Atti del XIV Appuntamento Oncologico*, Ann. Ist. C. Forlanini, 1997, 17: 388.
(58) BESEDOVSKY, H. O.; DEL REY, A. E. e SORKIN, A. E., *J. Immunol.*, 1985, (2): 750 e ss.

Estados da mente, estados do sistema imunológico

> O processo de manifestação do Mundo depende de eventos muito especiais que acontecem em alguns lugares muito especiais deste mundo, ou seja, de eventos que acontecem em um cérebro... Quais propriedades especiais distinguem esses processos cerebrais e os tornam capazes de produzir a manifestação?
>
> *Schrodinger E.*

Psiquiatria e imunologia

A capacidade do sistema imunológico de distinguir entre o que lhe é próprio (o *self*) e o que lhe é estranho (*não-self*), por meio do reconhecimento antigênico, faz com que ele possa perceber uma *imagem interna* do corpo e reagir a eventuais *distorções* desta; do mesmo modo, é por meio da "apresentação" adequada dos diferentes antígenos que o sistema imunológico entra em relação com o mundo externo e discrimina entre o que *pode ser* e o que *não é* perigoso para a homeostase. Essa função torna-o propriamente um *órgão sensorial, capaz de transmitir e receber informações, contribuindo assim para amplificar a capacidade de conhecimento do organismo e para definir sua identidade biológica.*

Portanto, não surpreende que, além do equilíbrio psíquico, também o mecanismo que garante a percepção e a consciência da identidade pessoal – o sistema imunológico – apresente muitas e importantes variações, durante distúrbios e doenças que o desestabilizam. As doenças psiquiátricas – nas quais a consciência da identidade é, muitas vezes, gravemente comprometida – são acompanhadas, com freqüência, por anomalias das funções imunológicas, mesmo que ainda seja obscura a relação de causa e efeito que possa existir entre os dois aspectos.

Resultados de estudos epidemiológicos que, entre a década de 1960 e 70, haviam evidenciado várias alterações imunológicas em doentes esquizofrênicos suscitaram muito entusiasmo (1). Pesquisas mais recentes não confirmaram plenamente esses dados (2) e deslocaram a atenção dos pesquisadores para outras doenças, como a depressão. Apesar de não serem sempre concordantes, a maioria dos estudos realmente revelou várias e significativas alterações da função imunológica em pacientes que sofrem de depressão maior (3,4). Freqüentemente as alterações registradas são inespecíficas e de pouca importância, mas, no conjunto, não se pode evitar a impressão de que o estado depressivo se associe a um quadro de imunodepressão significativa, mesmo que as funções envolvidas sejam muitas vezes diferentes e não tenham todas a mesma relevância.

A fundamentação da hipótese segundo a qual o *estado mental* pode influir sobre o imunológico foi se radicando apenas na última década, quando se começou a notar que a resolução (ou melhora) da depressão, ou de outras doenças mentais, inclusive da esquizofrenia, obtida com certos medicamentos (os benzodiazepínicos), acompanhava-se muitas vezes pela restauração de um quadro imunológico normal.(5)

Visto que os benzodiazepínicos são utilizados para modificar um estado mental (atenuar, por exemplo, a ansiedade), mais do que para uma doença específica, é justo que se pergunte se realmente um *estado imunológico* está associado a um *estado mental* bem definido. Em outros termos, *o estado mental pode influenciar, por si só, a reatividade às doenças?*

Um micróbio, uma doença, um tratamento

O modelo interpretativo que marcou a medicina do fim do século XIX baseava-se em um princípio linear e simplista segundo o qual a cada agente infectante correspondia uma doença bem definida, curável com um tratamento determinado. Naquele período, as descobertas revolucionárias de Kock e de Ehrlich[1] haviam suscitado muito interesse e fervilhavam as pesquisas microbiológicas que, todos os dias, identificavam novos vírus e novas bactérias. Mesmo assim, já naquele período, havia quem dissesse, como sir William Osler:

> Para curar um doente de tuberculose é mais importante saber o que ele tem na cabeça do que no tórax.(6)

Essa observação não deve ser tomada literalmente e sim considerada sob a luz da complexidade multifatorial que está na origem de qualquer doença e envolve fatores biológicos, psicológicos e sociais. Pode parecer óbvio que uma pessoa exposta a determinado micróbio desenvolva a doença causada por esse agente, mas isso está bem longe da verdade. Antes de tudo, o indivíduo precisa ser "suscetível"[2] a esse agente; em segundo lugar, mesmo entre as pessoas suscetíveis a contrair a doença, apenas uma pequena porcentagem desenvolve um quadro patológico clínica e subjetivamente observável. Pode-se citar o exemplo das infecções estreptocócicas (uma das mais difusas universalmente e altamente contagiosa); calcula-se que só de 20 a 40% das pessoas colonizadas pela bactéria contraíam a doença.(7) Não está bem claro por que alguns apresentam resistência à infecção e outros não: com certeza entram em jogo diversos fatores, correlacionados ao patrimônio genético, à constituição física, ao sistema imunológico e, por mais que pareça estranho, ao "estado mental". O japonês T. Ishigami foi um pioneiro nesse campo.

---

1. Robert Kock (1834-1910), bacteriologista alemão, prêmio Nobel em 1905, ligou seu nome à descoberta do *Mycobacterium tuberculosis*, o chamado bacilo de Kock. Paul Ehrlich (1854-1915), patologista alemão, prêmio Nobel em 1908, descobriu o mecanismo de produção das antitoxinas e de um medicamento contra a sífilis, o *salvarsan*.
2. Por "suscetibilidade" entende-se um parâmetro composto que leva em consideração as condições totais do organismo, o estado das defesas e, em particular, a sua eventual imunização específica em relação àquela determinada bactéria.

Em 1919 realizou o primeiro estudo de psicoimunologia de que a literatura médica tem notícia. Naquele período, a tuberculose representava ainda o flagelo das nações industrializadas. Morria-se de tuberculose. Mas, para alguns doentes, inesperadamente, às vezes depois de longas internações em sanatórios, como por milagre, abriam-se as portas da cura. Os médicos não sabiam bem por que e, um pouco por ignorância, um pouco para se consolar, repetiam o aforismo de William Osler como um refrão. Mas o que podia haver no "cérebro" de pacientes que, apesar de tudo, saravam? Com essa pergunta em mente, o doutor Ishigami, do Instituto Ishigami de Osaka, dedicou muitos anos de trabalho a estudar o comportamento dos macrófagos de pacientes que sofriam de tuberculose, correlacionando a funcionalidade destes às fases da doença. Ishigami pôde assim constatar que a fagocitose dos leucócitos diminuía drasticamente durante crises emocionais e situações de estresse.(8) Concluiu que "o estresse da vida" podia comprometer as defesas imunológicas dos doentes e complicar a evolução clínica. Ishigami afirmava que, nesses pacientes,

> a história pessoal revela geralmente reveses financeiros, falta de harmonia familiar ou ciúme. Os sujeitos nervosos são particularmente predispostos a ataques [de recrudescência da tuberculose], e o prognóstico é geralmente ruim. Ao contrário, em alguns casos que apresentam situações graves, observam-se recuperações e curas. Trata-se de pacientes otimistas e não facilmente propensos à angústia... E, ainda, em casos crônicos, os pacientes podem estar bastante bem, até que aconteça alguma desgraça. Isso modifica imediatamente a evolução da doença.(8)

O estado de defesa parece ser particularmente sensível até a *modestas* modificações do equilíbrio homeostático. Várias situações parafisiológicas (como a privação de sono) ou patológicas (como a depressão reativa) são capazes de influenciar aspectos específicos da função imunológica. A alteração do ritmo normal sono–vigília, a privação de sono, assim como a viuvez (lembram do estudo de Schleifer?[3]), são fatores que reduzem a proliferação das células imunológicas, desde os linfócitos até os mitógenos (9). Até condições de estresse relativamente leves podem ter repercussões importantes sobre as defesas imunológicas.

Em alguns brilhantes trabalhos, John Jemmot, da Princeton University, estudou a reatividade imunológica de alguns estudantes que se preparavam para exames escolares (10). Sabe-se que esta condição pode, sob certos aspectos, ser semelhante a uma situação de estresse moderado, caracterizada por um estado mental em que todas as energias estão empenhadas no único objetivo de passar no exame.

Jemmot escolheu, como parâmetro imunológico, a concentração de imunoglobulinas-A (IgA) da saliva. As IgA são um dos cinco tipos de imunoglobulinas produzidas pelos linfócitos B e, junto com as IgM, são as moléculas "filogeneticamente" mais antigas. Constituem a principal linha defensiva das secreções biológicas, que garante a proteção contra os agentes infectantes, principalmente no que diz respeito às vias aéreas primárias (11). Jemmot coletou dados relativos à secreção das IgA, em três momentos diferentes, nos quais os 64 estudantes haviam experimentado situações de estresse baixo, fraco ou elevado: os níveis das IgA diminuíam em função da intensidade do estresse experimentado.

Consciente de como o caráter estressante do evento muda muito de indivíduo para indivíduo, a equipe de Jemmot pensou em avaliar a variação pessoal das IgA, quanto à percepção que o estudante tinha do estresse, em determinado momento. Encontrou, outra vez, uma correlação positiva: quando um estudante vivia dada situação como estressante, os valores das IgA diminuíam proporcionalmente à intensidade da percepção.

Esse tipo de resultado, entretanto, de certo modo, assusta: se o organismo é tão sensível a situações de estresse que inevitavelmente pululam em nossa vida, quais medidas podem ser tomadas para evitar que isso aconteça? E existem mesmo tais medidas?

---

3. Veja Capítulo 2, "'A' de afetividade", p. 33.

Passar no exame sem ficar doente

Beree R. Darby e Lewis D. Fannon, do Departamento de Psicologia e Fisiologia da Universidade da Flórida, planejaram um experimento simples para avaliar se uma mudança no estado mental pode influir significativamente na organização das defesas endógenas.(12)

Escolheram estudantes com boa saúde (excluíram *principalmente* aqueles com índice elevado de estresse ou de depressão) e dividiram-nos em dois grupos: experimental e de controle. O grupo experimental era submetido a quatro sessões durante as quais eram ensinadas técnicas de relaxamento e de auto-hipnose, a serem executadas livremente. A intenção era fornecer aos jovens um instrumento rudimentar, mas eficaz, para atenuar a ansiedade que acompanha a preparação para os exames. Em seguida, vários parâmetros psicológicos e imunológicos foram medidos, em ambos os grupos, em dois momentos diferentes: antes da prova estressante, que era superar os exames, e três semanas depois. Em relação aos valores de base, o grupo de controle apresentava uma redução sensível dos linfócitos T, das células *T-helper* e da atividade NK. Os valores imunológicos dos jovens do grupo experimental não mostravam nenhuma variação de relevo. Observando as modificações dos parâmetros subjetivos, era possível demonstrar que, neste grupo, a taxa de auto-estima, de autoconfiança e a capacidade de concentração e relaxamento em situações difíceis haviam aumentado.

O controle da ansiedade causada pelo estímulo estressante gerara transformações positivas no Estado do Corpo (estabilidade das funções imunológicas), modificara a percepção do próprio Estado Mental (melhora dos parâmetros psicológicos) que, por sua vez, se refletira sobre a consciência e traduzira-se, assim, em um conhecimento diferente do próprio *Eu*. Dezenas de estudos como este foram publicados: todos revelam a importância de moderar a ansiedade – um dos componentes mais óbvios do estresse – e de adotar, além disso, determinado estado mental se se deseja *favorecer* o correto funcionamento do sistema imunológico, sistema-chave de nosso organismo. Por causa de um pouco de ansiedade, três parâmetros fundamentais para a defesa contra o câncer – os linfócitos T totais, os *T-helper* e as células NK – podiam ser drástica e persistentemente reduzidos (por três semanas).

O estudo dos dois pesquisadores da Flórida fornecia outra informação preciosa: a ansiedade podia ser combatida e, com ela, também a depressão provocada no sistema imunológico; bastava modificar o estado mental habitual, para que a situação perdesse o caráter de estresse inevitável que gerava a resposta ansiosa. Mas onde se deveria intervir? Para descobrir, é preciso saber o que se entende por "estado mental".

Estados mentais e sistemas operacionais

Se quisermos estabelecer um confronto – apenas como exemplo, sem pretensões de analogia –, podemos dizer que o estado mental é comparável ao sistema operacional de um computador: poderia ser definido como aquela *especialíssima configuração pela qual o cérebro consegue ativar – de modo consciente ou não – algumas, mas não todas as funções (ou programas) de que dispõe potencialmente*. Em outras palavras, as regras operacionais do sistema que chamamos Mente *podem fazer circular informações de diversas maneiras*, de tal forma que o funcionamento concreto dos vários aparatos seja influenciado de modo diferente, segundo o *estado* ativo naquele momento. Em resumo, as funções do cérebro, entre as quais modular os sistemas endócrino e imunológico, variam amplamente em relação ao estado mental dominante.

A *state-dependency* (dependência de estado) das funções do sistema nervoso central e autônomo foi sugerida na primeira metade do século XIX por James Braid, (13) médico que lidava com hipnose e com mudanças de personalidade correlacionadas a práticas hipnóticas e meditativas. Braid pensava que a indução hipnótica permitia a *passagem* de um estado mental para outro, cada um deles caracterizado por uma particular "qualidade" de consciência. Entre os dois estados existiria uma *dissociação* parcial ou total, que impediria que aquilo que é aprendido ou feito no estado "A", fosse lembrado ou executado de novo, no estado "B". Essas formas de *consciência diferente*, em relação à consciência associada ao "estado normal de vigília", foram, em seguida, chamadas de *alter*, outras, ou seja, diferentes. Existem, em resumo, outros estados mentais, em relação ao que normalmente consideramos como tal; conhecê-los gera uma consciência que é, também ela, necessariamente, *outra*: durante o sono, nas fases mais intensas de concentração mental, nas situações em que parece que estamos em transe, e assim por diante.

Esse tema foi largamente retomado e tratado pela escola de M. Erikson e E. Rossi, (14) aos quais devemos a formulação moderna que define o conceito de *estado mental* como aquela condição funcional do sistema nervoso pela qual a memória e a aprendizagem são "estado-dependentes": recordações adquiridas durante hipnose ou sono profundo, ou ainda em situações de hiperexcitação emocional (choque emocional), são "esquecidas" no estado de vigília, mas voltam a estar disponíveis quando se recria o estado mental durante o qual foram produzidas. Deste ponto de vista, a comparação com os sistemas operacionais dos computadores é muito oportuna: as operações e as informações armazenadas com um sistema operacional *não podem ser ativadas com um sistema operacional diferente*, exceto nas situações em que se dispõe de um programa específico de decodificação que permita abrir o *documento* com as informações solicitadas.

O cérebro humano, com certeza, tem à disposição, em forma simbólica ou codificada, as mais diversas informações amadurecidas durante vários estados mentais; tais dados são potencialmente acessíveis desde que a pessoa saiba evitar os filtros que normalmente impedem a comunicação consciente entre um estado mental e outro, e possa decodificar o simbolismo com que as informações são camufladas. Um exemplo imediato é o sonho: durante a atividade onírica, o que se está experimentando parece claro e coerente; ao despertar, porém, não só não somos capazes de interpretar o significado do sonho, mas já é muito se conseguirmos *lembrar* o que sonhamos.

Outro exemplo eloqüente é fornecido pelos pacientes que sofrem de depressão bipolar, em que crises depressivas alternam-se a momentos de agitação maníaca. Essas pessoas são capazes de evocar de modo *seletivo* as lembranças, em função do *estado* em que são registradas: durante os episódios de mania ou de depressão, tendem a recordar apenas as experiências vividas em situações análogas.(15) Essa condição vale não apenas para a memória, mas para todas as *experiências*:

Visto que a experiência nasce da associação de um particular estado [mental] ou nível de vigília com uma particular interpretação simbólica de tal estado, a experiência pode ser considerada estadodependente [*state-bound*]. Pode, portanto, ser evocada, ou provocando-se aquele estado particular de vigília ou apresentando-se alguns símbolos que se referem à interpretação realizada durante aquele estado (daquela experiência), como uma imagem, uma melodia, um sabor.(16)

A visualização de símbolos adequados pode mediar a passagem de uma "consciência" à outra: Proust escreveu uma página inesquecível sobre isso, que descrevia como, embebendo uma *madeleine* no café com leite, a repetição desse gesto, o sabor e o aroma exalado pelo líquido levavam-no muitos anos para trás, fazendo-o recordar episódios da meninice aparentemente esquecidos.

Podemos perguntar por que razão o organismo prevê a possibilidade de acionar diferentes configurações da Mente. As respostas são várias (e, provavelmente, complementares) e corremos o risco de entrar na filosofia. Do ponto de vista concretamente biológico, é possível apenas sugerir algumas hipóteses de trabalho. A diversidade dos "sistemas operacionais", entendidos em sentido neurofisiológico e psicológico, é provavelmente *necessária para que se possa apreender adequadamente todas as informações que chegam ao nosso organismo* e apresentam, muitas vezes, diferenças qualitativas importantes. A passagem de um sistema operacional a outro é, em grande parte, mediada pela qualidade e pela quantidade de estimulações sensoriais (olfato, gosto, visão, audição, tato) ou mentais (pensamentos, emoções) que chegam à mente e podem concorrer para estabilizar ou enfraquecer determinado estado mental. Pelo mesmo motivo, a passagem de um estado a outro acontece geralmente por meio de "estados intermediários" ou "subsistemas", ao longo de um *continuum,* que preserva o organismo de bruscas "interrupções" funcionais.

Alguns subsistemas operacionais do estado mental de vigília podem ter importância direta na ativação dos mecanismos de controle homeostático e de proteção da saúde, pouco sensíveis (ou dificilmente ativáveis), durante a vigília normal. É o caso dos episódios de *transe aparente* que se repetem ciclicamente durante o dia. As características deste "subsistema", que E. Rossi chamou *common every day trance,* (17) reproduzem as características psicobiológicas dos ritmos ultradianos.

O ritmo ultradiano tem uma periodicidade de cerca de noventa minutos durante as 24 horas, e cada episódio dura pouco mais de um minuto ou até menos. Todos o experimentamos, com maior ou menor consciência, e ocorrem, por exemplo, naqueles momentos em que outras pessoas nos fazem notar que estamos distraídos ou mesmo ausentes. A cada episódio associam-se modificações neurofisiológicas características (ativação do parassimpático), hormonais (secreção de alguns hormônios como o ACTH) e comportamentais (imobilidade, olhar vazio e fixo, imperturbabilidade etc.). Para explicar o *sentido* fisiológico dessas interrupções, recorrerei novamente à comparação com os sistemas operacionais do *personal computer.* De vez em quando, com uma freqüência bem definida, escolhida pelo sistema, enquanto estamos escrevendo, o programa *Word* bloqueia-se porque *automaticamente* se desencadeia uma operação de salvamento dos dados e de reconfiguração do texto e do programa utilizado: o computador memoriza tudo o que foi escrito até aquele momento, verifica se foram acumulados erros excessivos de ortografia, formata o escrito conforme as características previstas etc. Em resumo, restabelece o *equilíbrio homeostático* para adequar todas as funções correntemente usadas às tarefas e aos objetivos que, naquele momento, pedimos à máquina. Provavelmente alguma coisa desse tipo acontece no homem durante os momentos de transe cotidiano.

Já vimos como são importantes os ritmos biológicos para modular a reação de estresse, a secreção hormonal, o próprio estado de atividade do sistema imunológico e a diferente sus-

cetibilidade a ficar doente, em diferentes períodos do dia e do ano.(18)
Nos últimos anos, esses elementos solicitaram uma revisão profunda do conceito de homeostase: demonstraram que para a preservação da vida é necessário, não um equilíbrio estático, mas a harmonia das funções biológicas que variam segundo ciclos sincronizados aos do ambiente natural. Para isso – por mais que pareça paradoxal – a medicina científica teve de recuperar conceitos e certezas próprios do saber antigo: os três principais biorritmos dos seres vivos – circadiano, circamensal e circanual – são, não por acaso, coordenados com os ciclos astronômicos fundamentais: rotação da Terra sobre o próprio eixo (ritmo circadiano), da Lua em torno da Terra (ritmo circamensal) e da Terra em torno do Sol (ritmo circanual).

No animal existe uma estreita coordenação entre biorritmo e funcionalidade psicofisiológica. No homem, tal sincronia foi atenuada ou perdida devido à complexidade do contexto social em que opera e às modificações provocadas pela cultura e pelas inovações tecnológicas. Pode acontecer, então, que ocorra, em certos momentos, uma solicitação de máximo desempenho psicofisiológico, em uma fase em que os ritmos endógenos estejam orientados ao repouso e vice-versa. Esta *falta de sincronia* pode, por si só, implicar o surgimento de distúrbios emocionais e somáticos, visto que, pela própria definição, constitui um *distresse*. É suficiente pensar na síndrome do *jet-lag* (devida à *defasagem* entre o fuso horário da pessoa e o do continente para o qual está viajando), ou nos transtornos do sono e do humor experimentados por aqueles que são obrigados a trabalhar à noite. Uma estimulação estressante ou a exposição a determinado agente infectante, independentemente de suas características intrínsecas, poderiam, por isso, assumir um significado patogênico, se aplicadas em uma fase do biorritmo caracterizada por maior vulnerabilidade do organismo:

> Do ponto de vista cronobiológico, saúde e doença seriam faces opostas da mesma realidade. A saúde é uma condição de revezamento fisiológico das funções biológicas... a doença reflete o curso anômalo de uma ou mais funções biológicas "oscilantes" [perió-

dicas, N.A.]... como conseqüência, o estado de doença só pode ser associado à "disritmia" da organização biológica.(19)

A importância dos episódios de *common every day trance* está justamente no fato de que a "reorganização" funcional, operada com periodicidade ultradiana, opõe-se às distorções mais evidentes dos biorritmos. Talvez porque seja nestas especialíssimas condições de consciência que se ativam os "mecanismos internos de cura"?

Não conte à mão direita o que faz a esquerda*

Se houver uma incomunicabilidade total entre os diversos "sistemas operacionais" do cérebro, a troca de informações não é mais possível. Esse mecanismo pode estar em jogo durante alguns processos psicopatológicos condicionados pela remoção de um evento estressante e dramático. O evento, porém, influencia *de qualquer jeito* o equilíbrio psicológico, por meio de certas informações que o indivíduo não consegue decodificar, mas que são capazes de intervir violentamente no sistema límbico e nos núcleos subcorticais que controlam a ativação da resposta de estresse.

Um exemplo significativo é representado pelo caso descrito no filme *Quando fala o coração*, com Gregory Peck e Ingrid Bergman. É a história de um ilustre psiquiatra (Gregory Peck) que sofre de acentuada fobia em relação a qualquer objeto ou desenho que represente riscas paralelas. Só o fato de ver riscas traçadas por um garfo na toalha branca da mesa é suficiente para desencadear uma crise em que, por alguns instantes, ele perde o controle e entra em um estado de consciência *outro*. Os cuidados amáveis (e o tratamento psicológico) de Ingrid Bergman permitirão que ele entenda por que as listras têm um efeito tão devastador. Quando criança, assistira à morte acidental do irmão que, na ocasião,

---

* "Non far sapere alla destra quel che fa la sinistra", ditado italiano que alude à incomunicabilidade entre elementos que parecem naturalmente em comunicação. (N.T.)

vestia uma camiseta listrada. Pequeno demais para compreender o que acontecera e para transformar a *emoção* (elaborada principalmente pelo hemisfério direito) em *conhecimento* (adquirido por intermédio do hemisfério esquerdo), conservara a recordação daquela experiência de forma obscura e a codificara, dando-lhe um *símbolo*: as riscas paralelas.

O episódio se presta a várias e interessantíssimas observações. Em primeiro lugar, o *símbolo* por meio do qual se codifica uma experiência de forte conteúdo emocional pode não ser decifrável pelo hemisfério esquerdo (onde ficam os processos inerentes às funções racionais e analíticas), principalmente se o trauma aconteceu – como no filme – em uma idade em que não se consegue compreender e analisar o fato acontecido e suas implicações. Em segundo lugar, a simples reapresentação do símbolo desencadeia, *por si só*, uma dramática *mudança de estado mental* que devolve a pessoa à situação em que fora codificada. *A imagem provoca, de algum modo, a repetição da experiência, agindo, nesse sentido, como um estímulo condicionado*: como os cães de Pavlov que salivavam ao ouvir a campainha[4] e os ratos de Ader que deprimiam as funções imunológicas quando bebiam água açucarada,[5] assim também o psiquiatra do filme, ao rever as riscas, revivia a mesma emoção traumatizante que provara na ocasião da morte do irmão.

É evidente que o significado do símbolo é claro para o hemisfério direito, mas não o é para o esquerdo, que não consegue nem analisar, nem explicar o porquê daquela emoção. De fato, a personagem é submetida a um estresse renovado, imprevisível (a qualquer momento pode ver riscas paralelas), desencadeado por uma imagem que suscita imediatamente uma emoção e esta, por sua vez, funciona como mediadora, na mudança de estado mental da condição "A" para "B". Provavelmente, se alguém houvesse controlado os parâmetros imunológicos durante a crise, teria visto que o médico apresentava valores surpreendentemente alterados.

---

4. Veja Capítulo 3, "Da periferia ao centro", p. 74.
5. Veja Capítulo 4, "E se a sacarina destruísse os glóbulos brancos?", p. 104.

Já vimos que várias pesquisas epidemiológicas associaram os estresses e as emoções a índices elevados de alterações imunológicas e de doenças tumorais. É provável que ambos – estresse e emoção – interfiram na função imunológica *promovendo um estado mental diferente do habitual*, durante o qual a capacidade de defesa aumenta ou diminui com mais facilidade e por períodos de duração variável.

Recorremos propositadamente a uma definição de Estado Mental que enfatiza as características neurofisiológicas da organização funcional do sistema nervoso que *apóiam* o Estado de Consciência correspondente e geralmente é levado em consideração pela psicologia.

Um *estado de consciência* habitual não é natural nem óbvio e sim um instrumento altamente especializado por meio do qual interagimos com nós mesmos e com o ambiente que nos circunda, útil para algumas coisas, mas não útil e até perigoso para outras. Charles Tart, que ensina psicologia na Universidade da Califórnia, estudou longamente esse problema e chegou à conclusão de que a atenção do estado de vigília constitui *a energia psicológica* que caracteriza os diversos estados de consciência do homem. Os vários estados de consciência não são rigidamente separados, mas se estendem ao longo de um *continuum* caracterizado por uma longa série de Estados Distintos de transição que, em momentos variáveis, permitem a passagem de um estado ao outro. Um exemplo evidente é o da passagem do estado de vigília habitual ao sono, passagem que pode acontecer por meio de muitos estados intermediários e pode ser breve, longa ou brevíssima. Esses estados de transição aparecem com freqüência durante o estado habitual de consciência e nos lembram que:

> A aparente continuidade da consciência que conhecemos no cotidiano é, na verdade, uma ilusão precária, que se torna possível devido à existência de conexões associativas... Sem elas a consciência fragmentar-se-ia em estados distintos pouco contíguos, como acontece durante a vida onírica.(19)

A qualidade e a intensidade das informações que chegam ao cérebro desempenham um papel importante na estabilização ou, ao contrário, na desestabilização de um estado mental: estímulos repetitivos, enfadonhos, de baixo nível energético do ponto de vista informativo, deprimem a atividade do sistema reticular ascendente que, com o *locus coeruleus,* garante, fisiologicamente, a vigília normal. Estímulos novos, imprevistos, com alto conteúdo informativo, capazes de promover reações emocionais rápidas e intensas podem fazer precipitar de um estado a outro: um ruído forte, inesperado, pode nos fazer passar do sono à vigília, ou, se já estamos em estado de vigília, alertar-nos e permitir a reação de estresse, um subsistema do estado de vigília habitual.

As emoções têm um papel determinante nos processos de estabilização e de transição de um subsistema a outro do estado habitual de vigília. Nem poderia ser diferente, dado que toda nossa vida, quer o saibamos quer não, é condicionada pelas emoções e pela capacidade de criá-las e vivê-las do melhor modo possível. O problema está em entender *o que é* realmente uma emoção e o que tem a ver com a regulação neurológica das funções cerebrais e imunológicas. Uma pergunta embaraçosa, abandonada, há muito tempo, à elucubração de artistas e poetas, mas que retorna para impor-se à atenção e ao estudo da neurofisiologia.

O homem sem coração

Os cientistas sempre consideraram que as emoções fossem um correlato inútil e incômodo da existência, talvez porque impregnados de aristotelismo mal digerido. Não sabem nem como nem onde colocar a função relativa a elas, no contexto da fisiologia do organismo. No fundo, objetava-se sempre, para que serve uma emoção? Os sistemas – cardíaco, nervoso e, imagine, imunológico! – não funcionam perfeitamente sem? Foi em vão que inteiras gerações de artistas tentaram, com afã, demonstrar o contrário e, também, que algumas vozes isoladas na comunidade científica levantaram-se para apelar ao bom e velho senso comum que diz que a vida sem emoções é como uma sopa sem sal: insípida e indigerível.

Uma clamorosa retratação de tantos lugares-comuns seria fornecida pelo exame clínico de alguns singularíssimos pacientes examinados por um eminente neurofisiologista português. António R. Damásio, diretor do Departamento de Neurologia da Universidade do Iowa, estudou longamente o caso de dois doentes, P. Gage e L. Elliot. Os dois haviam sofrido uma lesão específica em uma área cerebral – a região pré-frontal ventromediana – geralmente considerada "silente", ou seja, desprovida de funções específicas. Os dois pacientes haviam se recuperado bem do acidente sofrido, sem nenhum prejuízo da capacidade de ação, de pensamento e sem sinal de alteração da funcionalidade das vísceras. Entretanto, inesperadamente, ambos perderam a capacidade de respeitar as regras da boa educação (recorriam com facilidade a palavrões e insultos) e, principalmente, tornaram-se completamente incapazes de definir uma estratégia comportamental para enfrentar decisões cotidianas.

Se, por exemplo, estavam com sede e dois copos de água exatamente iguais eram-lhes oferecidos, nem um nem outro sabiam qual escolher; teriam, provavelmente, corrido o risco de morrer de sede. Mas o que mudara? Damásio – que mantinha Elliot sob observação – desesperara-se na tentativa de encontrar uma resposta. Certo dia, foi como se tivesse sido iluminado, constatou

> que certos assuntos que antes suscitavam uma forte *emoção* no paciente, agora não provocavam nenhuma reação, nem positiva, nem negativa... *Saber mas não sentir*, podemos resumir assim a infeliz condição de Elliot.[20]

O desaparecimento das emoções tivera um papel determinante no comprometimento da capacidade de tomada de decisão do doente. Esse dano, mesmo deixando íntegra a capacidade de raciocínio analítico, impedia Elliot de planejar o comportamento, dado que o paciente *estava agora impossibilitado de atribuir valores diferentes a opções diferentes.*

Em geral, as emoções são consideradas *opcionais*, um fator de distúrbio nos *processos racionais*, que são inadequadamente vistos como a *função intelectiva* em sua totalidade. Os estudos de Damásio

demonstravam que o "sentir emocional" intervém sistematicamente nos processos de tomada de decisão, mesmo os mais racionais, e que *não era possível prescindir deles, na planificação de uma estratégia comportamental.*
Mas o que significa reagir a uma "emoção"? Como e onde se formam essas sensações indefiníveis que têm a capacidade de condicionar de modo imprevisível o comportamento? Para tentar responder, é necessário fazer uma divagação sobre a matéria-prima que o cérebro elabora continuamente: as imagens.

A vida é um filme

O pensamento é constituído, em grande parte, por imagens. Palavras e símbolos baseiam-se em representações topograficamente organizadas e podem tornar-se imagens. Qualquer coisa que pensamos, dizemos, lemos e sentimos é recebida em imagem, ou em imagem imediatamente se transforma. O mesmo vale também para o pensamento abstrato e para o pensamento abstrato físico e matemático: se aqueles símbolos não fossem exprimíveis em imagens, não os conheceríamos nem conseguiríamos manipulá-los de modo consciente. Essa correlação é particularmente verdadeira para os matemáticos. A esse propósito, Damásio lembra que:

> Einstein não tinha dúvidas: "Parece que as palavras ou a linguagem, como são escritas e ditas, não têm nenhum papel nos mecanismos do pensamento. As entidades psíquicas que parecem funcionar como elementos do pensamento são certos sinais e certas imagens... que podem ser voluntariamente reproduzidos e combinados... A trabalhosa procura de palavras convencionais ou de outros sinais deve acontecer em um estágio sucessivo"... O ponto, então, é que as imagens são provavelmente o conteúdo principal do pensamento.(21)

O sistema nervoso constrói uma representação visual, com base nas numerosas e complexas informações que provêm de determinada situação. Em relação a essa representação decide

uma estratégia. Decidir "bem" significa selecionar uma resposta vantajosa em termos de sobrevência do organismo, dentro de um limite adequado de tempo. Para voltar ao caso concreto de Elliot, é preciso saber decidir qual dos dois copos de água pegar. Parece uma decisão simples, pelo menos para uma pessoa normal, mas não o é. No momento em que se coloca a alternativa, apresenta-se à mente, como imagem, um conjunto de várias situações, mesmo que a questão seja simples.
Como funciona a mente nesta situação? Existem duas possibilidades:

1. A mente segue exclusivamente os ditames da Razão, ou seja, as regras da lógica formal que, pelo menos no Ocidente, são tomadas axiomaticamente (e arbitrariamente) como as da própria racionalidade. Nessa perspectiva é preciso, obviamente, excluir qualquer influência das emoções sobre o processo analítico. Esse processo passa em revista todos os cenários possíveis, avaliando conseqüências e repercussões de cada escolha e relação custo–benefício. Enquanto a dedução avança, a análise não se torna nada fácil, porque cada escolha gera conseqüências diferentes e assim até o infinito. Se essa é a estratégia da mente, é uma estratégia perdedora. A racionalidade, como é proposta por Kant (para citar um dos filósofos que abordaram esse tema), *não pode funcionar*: as decisões exigiriam tempo demais, caso não nos perdêssemos no labirinto dos cálculos possíveis. Além disso, a observação concreta de pacientes como Elliot o confirma: colocados diante de uma escolha simples, não conseguiam dar uma resposta, nem depois de horas.

2. Os cenários são apresentados por imagens; a algumas delas associa-se, instintiva e intuitivamente, um resultado negativo, e percebemos isso pelas sensações somáticas e/ou emocionais desagradáveis que sentimos, como uma sensação dolorida na boca do estômago. *A reação emocional força a atenção* sobre o resultado negativo (ou positivo) e age como uma campainha de alarme ou, melhor, como um *guia para a ação*. Graças à reação "emocional", boa

parte das possíveis opções é descartada logo de início: a análise "racional" pode agora ser feita; *somente depois que a ativação da resposta emocional reduziu drasticamente o número das alternativas possíveis*. As emoções conferem, portanto, eficiência e precisão ao raciocínio analítico, que, por si só, seria inconcludente e ineficiente.

A emoção nasce do *confronto contínuo entre os eventos do mundo e nossas expectativas*, registradas naquilo que Damásio chamou de *representações dispositivas*: quanto maior é a discrepância (positiva ou negativa) entre os dois elementos, maior será a reação emocional.

Se, por exemplo, estamos em uma montanha-russa, a diferença entre as sensações cinestésicas diretamente experimentadas e a nossa expectativa, que é de manter o equilíbrio, gerará uma emoção e todo o séquito de respostas somáticas e viscerais que a acompanham. Uma volta na montanha-russa poderá ser agradável ou ansiogênica, segundo o *significado* que atribuímos a essa experiência e à nossa capacidade de manter a situação sob controle ou, ao contrário, de sofrê-la como traumatizante.

Esses dois fatores – *interpretação do evento* e *capacidade de enfrentá-lo* – são os mesmos que descobrimos ser inerentes à "sintaxe" da resposta de estresse: a valência de um evento potencialmente estressante dependerá do significado que lhe damos, mais do que do próprio evento.

Na década de 1970, John Mason, psicólogo americano pioneiro no campo, esclareceu o papel decisivo que a ativação emocional desempenha na reação de estresse, por meio do envolvimento do sistema límbico (22). Bem longe de ser um banal processo automático, a reação de estresse configura-se como processo complicado, no qual a participação dos centros supracorticais, das funções cognitivas e de decodificação simbólica é essencial para desencadear a resposta emocional que, por sua vez, provoca a ativação do eixo hipotálamo–hipófise–supra-renal: a *resposta multi-hormonal de estresse*, como bem a chamou Mason.(23)

Um exemplo extraído das observações realizadas por Damásio de pacientes com lesões pré-frontais ventromedianas (incapazes, portanto, de sentir emoções) é significativo:

Era um dia frio de inverno, caíra uma chuva misturada com neve e as ruas estavam cobertas por uma camada fina de gelo que tornava muito perigoso dirigir. Assim, quando ele chegou [o paciente], perguntei-lhe se tivera problemas para dirigir. A resposta foi imediata e tranqüila: não tivera problemas, apenas prestara um pouco mais de atenção aos procedimentos que é preciso observar quando se dirige sobre o gelo. Depois, descreveu brevemente alguns desses procedimentos, adequados e racionais, e disse-me que vira que alguns carros e caminhões haviam saído da pista por não tê-los observado. Justamente o carro que estava à sua frente acabara em um fosso após derrapar duas vezes: o carro deslizara e a motorista, em vez de manobrar com delicadeza para evitar um cavalo-depau, fora tomada pelo pânico e freara bruscamente. Meu paciente, aparentemente nem um pouco perturbado pela cena, ultrapassara o mesmo trecho gelado em plena calma e com a mesma calma me contava agora o episódio.(24)

O exemplo demonstra claramente que *não provar emoções excluiu a possibilidade de que o paciente desenvolvesse uma reação de estresse* em uma situação em que qualquer um teria dirigido em estado de tensão. O episódio demonstra também que, se por hipótese, um estímulo fosse percebido e analisado exclusivamente pelo hemisfério esquerdo (analítico e racional), dificilmente daria lugar a uma resposta de estresse. O hemisfério esquerdo não é capaz, por si só, de promover uma reação emocional e, portanto, não produz nem mesmo a complexa cascata de ativações neurofisiológicas que condiciona a resposta multi-hormonal de estresse, por meio dos centros subcorticais e do eixo hipotálamo–hipófise–supra-renal. A participação do hemisfério esquerdo é, com certeza, fundamental para a interpretação analítica de uma situação, mas não capta o significado total, holístico: o hemisfério esquerdo pode modular a resposta emocional do hemisfério direito (e eventualmente inibi-la ou opor-se a ela), mas dificilmente sua ação isolada traduz-se em reações orgânicas.

Decodificar um estímulo (percebido ou não como estressante), interpretá-lo e reagir emocionalmente a ele são funções estado-dependentes, e é possível, portanto, que *um mesmo evento, uma mesma informação determinem respostas e interpretações diferentes, segundo o tipo de "sistema operacional" que naquele momento é convocado para elaborar o estímulo.* O som agudo e intenso de um trompete pode incomodar-nos um pouco se estamos concentrados na leitura, mas o mesmo som, inesperado e forte, se estamos dormindo, é capaz de acordar-nos de repente e de nos fazer precipitar em uma crise de ansiedade. Tudo isso deve levar-nos a refletir, como ressalta Alberto Oliverio, diretor do Instituto de Psicobiologia e Psicofarmacologia do CNR*, se

> os julgamentos *a priori* que dependem da nossa consciência não estão ligados também a outros elementos já previamente definidos do cérebro e da mente, ou seja, a filtros perceptivos e a características de procedimentos mentais que fazem com que olhemos o mundo através de janelas particulares, capazes de mostrar alguns panoramas e de esconder outros... Existem características do sistema nervoso que permitem que nos adaptemos ao mundo e respondamos de modo adequado a estímulos e situações específicas, mas... essas características e pré-adaptações nem sempre nos dão uma imagem verdadeira do mundo e sim uma imagem cômoda para nós.(25)

Sobre essas imagens, a mente realiza operações, interpretando e confrontando, para conseguir, em cada situação, a resposta mais adequada, em termos de controle homeostático e de sobrevivência.

---

* CNR, Consiglio Nazionale per le Ricerche, ou seja, Conselho Nacional de Pesquisas, na Itália. (N.T.)

Quando se sorri com o coração

As imagens são, então, a base sobre a qual o cérebro opera (pensa e decide). Intuitivamente isso é verdade no que diz respeito à vida relacional, que solicita respostas comportamentais. Mas será verdade também em relação às informações que provêm de dentro de nós e, a todo o momento, estão indicando o estado do nosso corpo físico, das vísceras, dos processos metabólicos e imunológicos, em resumo, o nível homeostático do organismo? Parece mesmo que sim, e uma confirmação convincente é dada por uma doença conhecida como "síndrome do membro fantasma".

Após a remoção cirúrgica de um membro – perna, braço –, muitas vezes o cérebro continua a perceber as mais diversas sensações (formigamento, dor) no membro que ainda sente como presente (26). O sistema nervoso contém representações de todos os segmentos corpóreos, baseadas na integração de conhecimentos inatos e continuamente atualizados à luz da experiência. Após a remoção do membro, *a imagem* correspondente àquele segmento corpóreo persiste, ainda é, de algum modo, vital e operante, capaz de ativar os sistemas neuronais responsáveis pela transmissão e pela geração de informações sensoriais e de provocar respostas orgânicas e comportamentais (o paciente gostaria de coçar a mão que não existe mais).

As informações coletadas durante uma experiência estruturam-se como imagens. Uma rede central de neurônios que foi chamada, no seu conjunto, representação dispositiva, concorre para a formação dessas imagens. As imagens obtidas são conservadas como "lembranças", mas, ao contrário do que acontece com o computador, se evocarmos uma "lembrança", nunca obteremos uma reprodução idêntica, mas sim uma *nova elaboração* da primeira, um tipo de versão reconstruída e atualizada da original (27). As versões modificam-se com os anos, com a experiência, e são reconstruídas após passarem pelo filtro de uma nova emoção. As lembranças não são conservadas em "álbum", como quando conservamos fotografias. O que é memorizado é *a seqüência de instruções que permitem a reativação organizada de unidades neuronais (as representações dispositivas) cuja convocação, em sucessão, permite reconstruir a figura e, com essa, a lembrança.*

As representações dispositivas consistem em interconexões entre neurônios, organizadas *topograficamente* e cuja ativação em seqüência permite, como o segredo de um cofre, acionar um esquema de atividade neuronal. Esses esquemas foram construídos plasticamente a partir da experiência e, portanto, cada memória é única, peculiar àquele indivíduo, naquele preciso momento. De algum modo, é verdade também que esses esquemas neuronais refletem objetivamente a realidade da nossa experiência e, deste ponto de vista, possuem uma base de que todos podem compartilhar.

Robert H. Tootel, neurofisiologista americano, ofereceu uma demonstração, rica de implicações científicas e filosóficas (28). Submeteu um macaco a alguns símbolos geométricos simples (uma cruz, círculos concêntricos, um quadrado) e demonstrou que a reação neuronal dos centros visuais, avaliada com a PET (*Positron Emission Tomography*), ativava-se topograficamente, reproduzindo um esquema correspondente à forma que o animal estava observando: se, por exemplo, olhava um círculo, nos centros visuais "acendia-se" em seqüência uma rede de neurônios com "forma" de círculo.

Em outros termos, a figura, o símbolo, era capaz de ativar uma série de neurônios dispostos de modo a reproduzir a própria figura. Portanto, *determinadas figuras ou símbolos podem ativar diretamente alguns centros nervosos*, mesmo sem passar pelo filtro da consciência habitual. De alguma maneira, as figuras e os símbolos conseguem "falar" diretamente com o cérebro, sem para isso envolver as faculdades analíticas e racionais do hemisfério esquerdo. E tem mais: talvez seja justamente porque não envolvem essas faculdades que os símbolos conseguem imprimir um efeito profundo sobre as funções orgânicas e comportamentais, geralmente tão relutantes em dobrar-se às imposições do pensamento voluntário, consciente e racional.

Boa parte dessa eficácia deve-se ao fato de que as imagens ativam representações dispositivas que, mesmo conectando centros inferiores (automáticos) e superiores (voluntários) do sistema nervoso, adquiriram uma operabilidade *semi-automática*. É suficiente pensar em quantas operações a mente executa ao decidir e ao ordenar ações simples como atravessar uma rua movimentada: avalia as modificações contínuas de nosso peso enquanto caminhamos, tendo o cuidado de manter o baricentro estável; faz um cálculo balístico sobre o possível impacto com um carro que passa, levando em conta a distância e a velocidade e confrontando-as com os próprios deslocamentos; ao mesmo tempo, evita tropeços em outros pedestres e levanta peso para subir na calçada... Se todas essas operações tivessem de ser realizadas de modo consciente, provavelmente nunca conseguiríamos executar um gesto tão banal quanto percorrer a distância que separa duas calçadas. Os cálculos já seriam excessivamente complexos, até mesmo para que um computador os resolvesse em tempo útil.

E, no entanto, sabemos por experiência que tudo isso acontece, e o mérito é da ativação das representações dispositivas que constituem, segundo os neurofisiologistas, "todo o patrimônio de conhecimento inato e adquirido por meio da experiência". As representações dispositivas ativam circuitos "facilitados" que podem executar determinada ação sem esforço aparente, como os músculos de atletas treinados.

A essa altura, vamos tentar redefinir as modalidades por meio das quais o organismo senciente responde a um estímulo (externo, visceral, mental), gerando uma resposta simples ou complexa. A questão é: como a mente escolhe a resposta certa, capaz de assegurar a melhor probabilidade de sobrevivência? Na presença de um estímulo, este:

1. É recebido pelas terminações sensoriais e canalizado para o córtex somático-sensitivo.
2. A estimulação é representada por *imagens*, graças à intervenção do córtex de associação.
3. A imagem é confrontada com as lembranças (experiências precedentes), os esquemas predisponentes "inatos", a capacidade de resposta (*coping style*), as expectativas e tudo o que faz parte da cultura e dos *programas específicos de sobrevivência* daquele determinado indivíduo. À estimulação são dadas uma valência – positiva ou negativa – e uma intensidade. A esse ponto a estimulação pode ser

configurada no imaginário da pessoa como *distresse* (estresse negativo) ou *eustresse* (benéfico). Em estreita correlação com essa avaliação, nasce *a emoção*.

4. A emoção, por sua vez, intervém no estado mental, contribuindo para modificá-lo: passa-se de um estado A1 a uma condição A2; ao mesmo tempo, a atividade de alguns circuitos e centros neuronais (entre eles o eixo hipotálamo–hipófise–supra-renal) passa a ser deprimida ou reforçada, segundo a valência que a emoção adquiriu. Se a situação emocional é particularmente intensa, mais do que uma modificação do estado mental, ocorre uma verdadeira mudança de estado, de A para B. É o que acontece, por exemplo, durante traumas fortes que provocam choque psicológico, com estado de transe temporário.

A elaboração analítica adquire consciência da emoção, estuda-a e transforma em *sentimento*. Essa é uma passagem decisiva, porque a intervenção das funções cognitivas e do hemisfério esquerdo garante a plasticidade indispensável ao organismo, sem a qual, as emoções, sozinhas, possibilitariam apenas formas de controle essencialmente estereotipadas da realidade.

5. O estado mental, assim modificado, impelido pela energia que lhe confere a reação emocional, é agora capaz de emitir uma resposta *eficaz*, que se pode desenrolar em diversos planos: comportamental, visceral e somático, bioquímico e imunológico. A resposta evocada envia comunicações de retorno ao sistema nervoso central e acaba, portanto, refletindo-se nas modificações provocadas pelo estado mental inicial (reforçando-as ou deprimindo-as). A emoção acaba, assim, sendo identificada como *conseqüência* do que ela mesma gerou.

William James, pai da psicologia contemporânea, escreve a esse propósito, com muita intuição:

145

Se tentarmos imaginar uma emoção intensa e depois abstrairmos todas as percepções de seus sintomas corpóreos, veremos que não sobra nada, que não existe uma matéria mental que possa constituir uma emoção e que tudo o que resta é um estado frio e neutro de percepção intelectual... Para mim é completamente impossível imaginar que tipo de emoção restaria, se não sentíssemos a aceleração dos batimentos cardíacos, a contração da respiração, o tremer dos lábios, ou o enfraquecimento dos membros, a pele arrepiada e as vísceras em alvoroço. É possível imaginar um estado de raiva sem pensar no peito agitado, no rosto em chamas, nos dentes cerrados e no impulso a agir, e ao invés disso, pensar em músculos relaxados, respiração tranqüila e rosto sereno?(29)

Por definição, a emoção faz com que muitas partes do corpo encontrem-se em um estado *novo*, no qual ocorrem mudanças significativas que, muito provavelmente, *seria impossível realizar só com a força de vontade*. Já tentaram dizer a vocês mesmos: agora vou me apaixonar, ou agora vou me tornar bom e tolerante? Por acaso funcionou? Duvido. Mas como foi fácil realizar tudo isso *depois* de ter sentido uma emoção!

Os estudos sobre o sorriso dão um exemplo significativo. Como sabemos, existe o sorriso "verdadeiro" e o sorriso "de circunstância". O segundo (que custa grande esforço) é dado pela contração do músculo zigomático maior, um músculo voluntário. O sorriso verdadeiro, que produzimos espontaneamente e por meio do qual todo o nosso ser "sorri", nasce da contração simultânea do zigomático e do músculo orbicular do olho. Ambos os músculos são estriados, mas somente o zigomático é voluntário: por mais que se tente, não será possível contrair o orbicular a frio; o sorriso verdadeiro não pode ser igualado, mas só imitado, recolocando-nos em um contexto emocional adequado.(30)

Algo parecido ocorre com os músculos que controlam os movimentos da boca: os pacientes com lesões no hemisfério esquerdo apresentam assimetrias evidentes na linha dos lábios, mas quando riem *espontaneamente* a assimetria desaparece. Esse fato demonstra que o controle motor de uma seqüência de movimentos ligados à expressão de uma emoção não obedece aos centros que controlam o próprio ato voluntário: *esses dados indicam clara-*

mente que algumas funções — como sorrir naturalmente — só podem ser ativadas por um estado mental correspondente a determinada emoção.

Sendo, ela mesma, por definição, uma "informação", a emoção entra em contato com os sistemas de comunicação do organismo (nervosos, bioquímicos) e os influencia. No bem e no mal. Mas todas as imagens podem evocar uma emoção? Também as representações construídas exclusivamente a partir de um pensamento voluntário? E, principalmente, essas imagens e emoções podem promover mudanças observáveis na organização dos neurotransmissores cerebrais e no sistema imunológico? Esse é um ponto decisivo que diz respeito diretamente à fundamentação de muitas das modernas técnicas de tratamento psicológico, baseadas no relaxamento e na visualização.

Ri, que passa*

Considerou-se, em geral, que a ativação do simpático e do parassimpático em resposta a uma situação emocional é *independente* da qualidade e da valência (positiva ou negativa) da emoção experimentada. Vocês devem se lembrar que Seyle acreditava, no início, que a resposta de estresse fosse não específica e rigidamente estereotipada[6].

Paul Ekman (31) e seus colaboradores do Departamento de Psiquiatria da Universidade da Califórnia, em São Francisco, verificaram o contrário, por meio do seguinte experimento: pediu-se a um grupo de atores que representasse, com a postura e a expressão do rosto, seis tipos diferentes de emoção (tristeza, medo, raiva, repugnância, surpresa e felicidade); em uma segunda prova, os mesmos atores deviam evocar episódios reais (por pelo menos trinta

---

* "Ridi che ti passa". Ditado italiano que alude ao poder curativo da risada, do bom humor. Muitas vezes, os ditados populares encerram uma sabedoria insuspeita. Alguns estudiosos "brincalhões" tentaram verificar seu fundamento, e tendo em mente o ditado "ri, que passa" perguntaram-se se a reprodução "artificial" de um estado de espírito poderia provocar as modificações nervosas e de humor próprias do estado em questão. Em outros termos, tentar rir ajuda realmente a ficar melhor? (N.T.)
6. Veja Capítulo 3, "No celeiro de Rocksville", p. 55.

segundos), nos quais cada uma das emoções fora experimentada. Mediam-se, em cada sujeito, alguns parâmetros objetivos de ativação do sistema nervoso autônomo, entre os quais: freqüência cardíaca, temperatura da mão direita e esquerda, resistência elétrica da pele e tensão muscular do braço. Na primeira prova (mímica voluntária das emoções) pedia-se especificamente que mostrassem uma "expressão emocional prototípica, ou seja, uma expressão que a teoria e a evidência identificam universalmente como sinal específico daquela emoção" (28). Em outros termos, mais do que a interpretação pessoal, interessavam os símbolos expressivos, que significassem universalmente *aquela* emoção.

Os dados coletados e computados com um sistema estatístico de análises multivariadas (que considera simultaneamente todas as variáveis em jogo) permitiram demonstrar que *a atividade do sistema nervoso autônomo varia significativamente segundo o tipo de emoção representada* e tal diferença era mais evidente ainda quando a emoção era "voluntariamente" mostrada e não "lembrada". A freqüência cardíaca, por exemplo, aumentava apenas durante *raiva* ou *medo* e permanecia essencialmente estável quando se simulava *felicidade*. Também a temperatura das mãos (que indica o efeito vasoconstritor ou vasodilatador do sistema nervoso autônomo sobre a rede vascular) subia mais com *raiva* do que com *felicidade* ou *tristeza*. A resposta do sistema autônomo *diferenciava* com clareza emoções negativas (raiva, medo) de emoções positivas (felicidade) e era capaz também de operar uma sutil *distinção entre as diversas formas de emoção negativa*.

A resistência elétrica, um dos parâmetros mais confiáveis, apresentava valores significativamente diversos conforme se simulavam medo, raiva, repugnância ou tristeza. É evidente que emoções diferentes traduzem-se em ativações diferentes do simpático e do parassimpático. Nesse caso, as emoções não eram realmente experimentadas, mas apenas simuladas, e por isso pode-se concluir que *a simples visualização de uma emoção pode provocar conseqüências importantes, específicas e observáveis sobre a atividade de um componente do sistema nervoso*, que por tempo demais foi considerado autônomo e não específico. Não é só. A simulação da emoção – que, como é óbvio, é *representada preliminarmente em imagens mentais* – "comporta mudanças de atividade do sistema autônomo mais amplas do que a evocação mnemônica (processo muito mais fisiológico)".(32)

Os resultados desse estudo são exaltantes e foram, como era justo, recebidos com interesse e publicados na revista *Science*. O trabalho de Ekman fornecia uma confirmação experimental a resultados de muitas pesquisas epidemiológicas que, com freqüência, haviam identificado *uma associação entre experiência emocional, reatividade do organismo e incidência de doenças*. O estudo *demonstrava, principalmente, que a simulação por imagens de uma emoção traduz-se de fato em uma mudança de estado do corpo e da mente*.

Durante esse processo, assiste-se a uma intensa troca de informações entre cérebro e sistemas corpóreos. Além dos sinais estritamente neuronais, são liberados hormônios, endorfinas, neuropeptídeos e transmissores que garantem que mente e corpo observem-se e modifiquem-se paralelamente. Passar por essas mudanças nos torna conscientes da emoção, e interpretar a emoção gera o "sentimento". Dentro de certos limites, nosso cérebro pode, portanto, ser "enganado" pelas imagens.

É ainda mais relevante a observação de que a mudança de estado mental e corpóreo pode ser desencadeada, não só por uma emoção autêntica ou por sua representação, mas também por uma representação *simbólica*.

> O experimento de Ekman sugere que ou um fragmento [um símbolo] do quadro corpóreo característico de certo estado emotivo é suficiente para produzir um sentimento do mesmo sinal, ou o fragmento desencadeia o restante do estado corpóreo, e isso produz a emoção.(33)

Essa consideração apresentava um problema de grande relevo que só recentemente a medicina voltou a estudar. Quanto podem ser importantes as representações que chamamos *símbolos*, no âmbito das imagens mentais? Para compreendê-lo é necessário que nos detenhamos na diferente função dos dois hemisférios do cérebro: direito e esquerdo.

A mulher com dois cérebros

Em um de seus experimentos, o neurofisiologista americano Roger Sperry examinou a reação psicológica diante de diferentes tipos de imagem. A paciente apresentava uma condição conhecida como *split-brain* (cérebro dividido), na qual a comunicação entre os dois hemisférios cerebrais, normalmente assegurada por um feixe de fibras denominado Corpo Caloso, fora interrompida cirurgicamente. Nessas condições, é válido o ditado popular que diz "a mão direita não sabe o que faz a esquerda", no sentido de que, dentro de certos limites, um hemisfério ignora o que faz o outro. As imagens eram apresentadas à mulher, cobrindo-lhe um olho de cada vez: considerando que as fibras nervosas que transmitem as informações dos órgãos dos sentidos (neste caso, a retina do olho) cruzam-se lateralmente, no neocórtex direito é representado tudo o que se refere ao lado esquerdo e vice-versa. Assim, cobrir um dos olhos tornava "cego" o hemisfério oposto.

Uma das fotos do experimento representava uma cena pornográfica um pouco escabrosa. Apresentada ao olho direito da paciente (assim, ela podia vê-la só com o hemisfério esquerdo), a mulher reagia sem emoções particulares, verbalizando desdém ("Mas que coisas nojentas me mostram?"). Se a mesma foto era mostrada ao olho esquerdo (e então era o hemisfério direito a "ver"), a mulher reagia com ruborização intensa, agitação e sinais comportamentais que denunciavam um forte componente emocional. Se, porém, perguntava-se a ela por que ficara vermelha, não sabia responder, nem descrever o que vira.(34)

Os experimentos de Sperry (que em 1981 valeram-lhe o prêmio Nobel em neuropsicologia) deram uma contribuição decisiva ao conhecimento da *lateralidade* das funções cerebrais. Durante o crescimento fisiológico, as funções estabelecem-se em um dos dois hemisférios, segundo, principalmente, a *natureza* do material a ser elaborado. O hemisfério esquerdo destina-se à elaboração da linguagem (compreensão e produção da linguagem oral e escrita), e o hemisfério direito exprime competências especiais em relação ao espaço (reconhecimento e localização de formas, objetos e pessoas, utilização do esquema corpóreo), à percepção da música (melodia), à atividade onírica e, em especial, à elaboração das emoções (ressonância emocional dos eventos e expressão não-verbal da emoção).(35) O experimento antes citado demonstra que a resposta emocional a um estímulo depende principalmente do hemisfério direito; entretanto, em ausência da colaboração do hemisfério esquerdo, não se consegue dar um nome a essa reação, nem compreender o porquê. A emoção permanece no estado "elementar" e não é "verbalizada".

Qualquer outro exemplo tomado da ampla casuística relativa aos pacientes com *split-brain* pode nos ajudar a entender melhor a relação complementar que liga o hemisfério esquerdo ao direito. Michael S. Gazzaniga, diretor do Departamento de Neurociências da Cornell University americana, trabalhou por muitos anos com Roger Sperry e relata alguns casos de grande interesse. Em um desses:

> Apresentou-se a um paciente com *split-brain* uma ordem escrita, "Ria", enviada ao hemisfério direito por meio de uma rapidíssima apresentação na metade esquerda do campo visual. Assim que a palavra foi mostrada, o paciente começou a rir e, quando se lhe perguntou por que ria, respondeu: "Vocês vêm aqui todos os meses para aplicar testes. Que modo de ganhar a vida!". Em outro caso, diante da ordem "Ande", apresentada ao hemisfério direito, o paciente levantou da cadeira e começou a sair do laboratório. Perguntaram-lhe aonde ia e o seu cérebro esquerdo respondeu: "Vou para casa pegar uma Coca-Cola".(36)

Esses dois episódios são muito instrutivos. Em primeiro lugar, informam-nos que se o hemisfério esquerdo é interpelado para fornecer uma razão ao comportamento observado, não dispondo das conexões necessárias (e das informações) com o hemisfério oposto, improvisa de qualquer maneira uma resposta, por mais improvável que seja. Em segundo lugar, mostram que *as ordens apresentadas à metade esquerda do cérebro tendem a ser executadas acriticamente e imediatamente*, e isso só pode gerar preocupação. É um mecanismo que, em determinadas condições, pode subsistir também nas pessoas normais, principalmente quando, por uma combinação de outros fatores, a capacidade crítica e de filtro do hemisfério esquerdo falha. Um exemplo clamoroso é o das mensagens subliminares – sonoras e visuais – presentes em alguns tipos de produção musical e cinematográfica.

As mensagens subliminares são assim definidas porque atingem a pessoa abaixo do nível de consciência. A técnica geralmente usada é conhecida pelos especialistas como *Backward masking process* e consiste em gravar frases lidas ao contrário que o hemisfério direito é perfeitamente capaz de decifrar (mas o esquerdo não), mesmo se expressas em uma língua não bem conhecida.

A mensagem não é recebida pelo hemisfério cerebral esquerdo, mas é decodificada pelo direito que "a grava" como se fosse uma verdade aprendida. Por isso, na ação, tem prioridade absoluta e, mesmo que seu conteúdo seja falso, impõe-se sobre o que o hemisfério esquerdo julga verdadeiro.[7](37)

A música pode ser considerada, por isso, *linguagem simbólica universal*. Essa afirmação, entretanto, é verdadeira só no que tange à estrutura fundamental da mensagem musical, ou seja, a melodia. Não é por acaso que as áreas incumbidas da elaboração e percepção desta estejam – em todos os indivíduos – no hemisfério direito: este reconhece uma "forma global" e simbólica, apreciável

---

7. A força sugestiva das mensagens subliminares veiculadas por boa parte da música rock tocada nas discotecas é amplificada e incrementada com alguns recursos técnicos que ajudam a enfraquecer a atividade de controle do hemisfério esquerdo, tornando, ao mesmo tempo, o direito mais permeável à recepção. Entre eles estão o ritmo (a repetitividade de qualquer estimulação empobrece o conteúdo informativo desta e inibe a ativação dos mecanismos neuronais [governados pelo *lócus coeruleus* e pelo sistema reticular ascendente] que controlam a manutenção do estado de vigília), a intensidade do som, as luzes estroboscópicas (que enfraquecem os reflexos e o senso de orientação espaço-temporal) e os horários em que se escuta. Para uma resenha mais ampla sobre esse assunto veja Bizzarri, M. *O rumor do Diabo*. In: *Apocalipse próxima ventura*, Roma, Atanor, 1995, pp. 115 e ss.

e compreensível também por quem não tem competência musical. Nos músicos, ao contrário, enquanto escutam um trecho de música, ativam-se não apenas áreas do hemisfério direito, mas também do esquerdo, que analisa e decompõe a mensagem em seus elementos: notas e "sintaxe".(38) Essa observação levou os estudiosos de neurofisiologia a reformular o modelo de especialização hemisférica, não o considerando mais em função do material a elaborar, mas em termos de *modalidade de elaboração*: o hemisfério esquerdo executa as operações analíticas e de análise estrutural (e fica assim evidente que se ativa só em quem teve treino especializado no setor) e o direito elabora a informação, apanhando-a em sua totalidade.

De qualquer modo, *a melodia consegue sobrepor-se à atividade analítica do hemisfério esquerdo e atenuar a interferência* que, em condições de vigília, o esquerdo tem sobre o direito. É possível que isso aconteça porque o sinal musical, se tem a intensidade certa e as devidas características – ou seja, se é capaz de suscitar emoção e sentimento –, predomina sobre o sinal dos outros órgãos sensoriais e provoca uma relativa "dessensibilização". Inibir o afluxo de muitos dos elementos que concorrem para estabilizar o estado mental habitual (e a relativa consciência) facilita a passagem da mente de uma configuração neurofisiológica para outra.

Existem ritmos sonoros e musicais capazes de evocar um específico quadro eletroencefalográfico associado a estados de consciência *outros*, caracterizados por acentuada criatividade, fenômenos extáticos, produção de imagens. Por isso, a música favorece os processos de visualização, tanto os intencionais quanto a associação espontânea de imagens.

A consecução deste específico estado mental acompanha-se de modificações significativas de alguns parâmetros de funcionalidade cerebral, endócrina e imunológica. É sabido, por exemplo, que escutar determinado tipo de música favorece os processos intelectuais: estudantes submetidos a testes vocacionais obtêm, após ter ouvido a *Sonata em Ré Maior para dois pianos K 488* de Mozart, resultados superiores aos dos coetâneos colocados em condição de silêncio (39). Uma estimulação musical adequada leva à redução ou ao aumento da freqüência cardíaca e à inibição ou à acentuação de outras funções controladas pelo sistema nervoso autônomo (40). Escutar alguns trechos musicais provoca liberação imediata de endorfinas, (41) o que explicaria o prazer que se sente. É suficiente meia hora de música clássica para observar um incremento significativo nas concentrações salivares de IgA, imunoglobulina que tem papel estratégico na garantia da defesa das vias aéreas superiores.(38) Alguns tipos de música parecem inibir especificamente a reação de estresse, atenuando tanto a ativação do sistema simpático quanto a hipersecreção de cortisol.

O significado que emerge desses dados é óbvio: o cérebro tem poucas possibilidades de se defender de sons e imagens, sobretudo se estas são apresentadas, com os meios adequados, *somente* ao hemisfério direito. Pelo mesmo motivo, muitos levaram em consideração a utilidade que sons e imagens poderiam ter em terapias psicobiológicas realizadas no tratamento multidisciplinar de importantes doenças, entre elas o câncer.

O mecanismo neurofisiológico é, na verdade, bem mais complexo (e sob muitos aspectos ainda pouco conhecido) do que se possa imaginar com essas poucas notas. Outro exemplo fornecido pela casuística de Gazzaniga será suficiente para ilustrar esse aspecto:

> À paciente [com o cérebro dividido] foi apresentada uma seqüência na qual uma pessoa arremessava uma segunda contra as chamas. Eis sua resposta: "Realmente não sei o que vi; acho que só um clarão branco. Talvez árvores, árvores vermelhas como ao pôr-do-sol. Não sei por quê, mas estou com medo. Estou agitada".
> ... e logo depois, à parte, dirigindo-se a meu colaborador: "O doutor Gazzaniga me é simpático, mas neste momento estou com medo dele, por alguma razão". É claro que a tonalidade emocional associada à cena do filme atravessara a barreira entre o hemisfério direito e o esquerdo. Este último não estava a par da cena que produzira a mudança de estado de espírito, *mas sentia a emoção e tinha, de qualquer modo, de enfrentá-la*.(42)

O intérprete "instalado" no cérebro esquerdo reage, nessas situações, tentando construir uma história (mais ou menos plausível e coerente) que explique a sensação e a emoção vividas.

O exemplo dado por Gazzaniga é, pelo que ele mesmo diz, válido também para todos os casos em que a função crítica do hemisfério esquerdo falha (como durante o sono), durante os quais as emoções elaboradas pelo cérebro direito podem influenciar o tom do humor e, mais em geral, o bem-estar. No episódio citado, apesar da interrupção das conexões entre os dois hemisférios, a reação emocional fora de qualquer modo transmitida ao hemisfério oposto, a ponto de influenciar o estado de espírito em geral. Por isso, é mais que provável que, além do Corpo Caloso, existam outras conexões que asseguram a troca de informações entre os dois hemisférios e é verossímil que cada "cérebro" influencie, pelo menos em parte, algumas funções do outro.

Por exemplo, pacientes com lesões no hemisfério direito têm também um leve comprometimento de linguagem, mesmo que essa função seja mais específica do cérebro esquerdo: a voz desses doentes é monótona, inexpressiva, átona. Eles são incapazes de perceber a entonação de uma frase ou de reproduzir a tonalidade. As alterações encontradas referem-se principalmente ao timbre e à modulação da palavra, em outros termos, a *musicalidade* da linguagem, esta sim, função própria do hemisfério direito. Esses pacientes têm dificuldade em entender metáforas, trocadilhos e aspectos humorísticos: atêm-se à compreensão estritamente literal, digital da linguagem, ou seja, *perderam a capacidade de compreensão simbólica*.

Os experimentos de Black

O hemisfério direito, como vimos, pode decodificar imagens e símbolos para deles extrair significados que se traduzem em reações emocionais; toda a atividade da mente, de modo geral, baseia-se em operações realizadas por meio de imagens que são reunidas graças à intervenção dos centros supracorticais (neocórtex, córtex pré-frontal) e subcorticais (sistema límbico, tálamo).

Uma imagem ou um símbolo, *oportunamente* apresentados, ativam uma resposta neurofisiológica comportamental e orgânica. *No âmbito da consciência habitual, a intensidade e as características dessa resposta dependem, em grande parte, do filtro crítico operado pelo hemisfério esquerdo*. *Em presença de outros estados mentais, quando a intervenção da consciência racional se atenua, as mesmas imagens e os mesmos símbolos exercem, provavelmente, uma ação muito mais eficaz.* Não sabemos se S. Black, primeiro psicólogo a pensar em modular mentalmente algumas reações imunológicas, sabia disso, mas os resultados de seus experimentos parecem apoiar a tese exposta. Black submeteu alguns pacientes, nos quais aplicara o teste de Mantoux, (43)[8] à hipnose branda. Cada indivíduo fora instruído, sob hipnose, a reduzir e suprimir a pápula inflamatória que se formava após incisão cutânea com um antígeno tuberculínico. Todos os pacientes do estudo conseguiram "bloquear" a reação imunológica. O mesmo experimento foi aplicado várias vezes por outros estudiosos e sempre com resultados análogos. Uma pesquisa de G. Smith e S. McDaniel (44) utilizou um paradigma ligeiramente diferente: a voluntários, submetidos à hipnose, predizia-se que a reação inflamatória apareceria em um braço, mas não no braço oposto, onde o antígeno era, todavia, inoculado. Como se esperava, todos os sujeitos apresentaram pápulas avermelhadas onde *não* fora colocado o antígeno; onde teria sido natural esperar o aparecimento de uma reação inflamatória, não se registrou nenhuma modificação.

Evidentemente, *o particularíssimo estado operacional obtido graças à hipnose colocava a mente em condições de controlar o sistema imunológico, coisa impensável em condições normais.*

Tudo isso tinha relevância *concreta*? Era possível propor, no campo clínico, a utilização de procedimentos "mentais" para ajudar o organismo a enfrentar doenças importantes como as alergias? Ou o câncer?

*Obtorto collo,** a comunidade científica, consolada por uma literatura que continua a enriquecer-se com o passar dos anos, começa agora a levar em consideração essa hipótese, redescobrindo ensinamentos e informações, por tempo demais omitidos e negligenciados. E, para fazer isso, teve de percorrer novamente aquele extenuante caminho que inflige graves humilhações e se chama estatística.

---

8. Veja Capítulo 6, "Treinar o sistema imunológico", p. 176.
* Em latim no original: a contragosto. (N.T.)

Referências bibliográficas

(1) FESSEL, W. J. e HIRATA-HIBI. *Arch. Gen. Psych.*, 1963, 9: 601.
(2) MONTELEONE, P.; VALENTE, B.; MAJ, M. e KEMALI, M. *Biol. Psychiat.*, 1991, 30: 201.
(3) DARKO, D. F.; WILSON, N. W.; GILLIN, J. C. e GOLSHAN, S. *Am. J. Psychiat.*, 1991, 148: 337.
(4) LEVY, E. M.; BORRELLI, D. J.; MIRIN, S. M.; SALT, P.; KNAPP, P. H. e PEIRCE, C. *Psychiatry Res.*, 1991, 36: 157.
(5) LIBRI, V.; DEL GOBBO, V.; VILLANI, N.; AGOSTO, R.; CALIÒ, R. e NISTICÒ, G. *Progr. Neuroendocrinimmunol.*, 1991, 4: 79.
(6) OSLER, W. *Br. Med. J.*, 1910, 18 de junho, 1471.
(7) CORNFELD, D. e HUBBARD, J. P. *New Eng. J. Med.*, 1961, 264: 211.
(8) ISHIGAMI, T. *Am. Rev. Tuberculosis*, 1919, 2: 470.
(9) PALMBLAD, J.; BJORN, P.; WASSERMAN, J. e AKERSTEDT, T. *Psychosom. Med.*, 1979, 41: 273.
(10) JEMMOT, J. B.; BORYSENKO, J. Z. e Mc CLELLAND, D. C. *The Lancet*, 1983, 1: 1400.
(11) ROSSEN, R. D. e BUTLER, W. D. *JAMA*, 1970, 211: 1157.
(12) DARBY, B. R. e FANNON, L. D. Measurement of the immune system in response to psychological intervention. In: PHILLIPS, I. e Evans, D. (eds.). *Neuroimmunology*, Nova York, Academic Press, 1995, p. 310.
(13) Citado in: TINTEROW, M. *Foundations of hypnotism*, Illinois, Springfield, 1970.
(14) ERIKSON, M.; ROSSI, E. e ROSSI, S. *Hypnotic realities*, Nova York, Irvington, 1976.
(15) WEINGARTNER, H.; MILLER, H. e MURPHY, D. *J. Abnor. Psychol.*, 1977, 86: 276.
(16) FISCHER, R. *Science*, 1971, 174: 897.
(17) ROSSI, E. L. *The psychobiology of mind-body healing*, W. W. Nova York, Norton Company Inc., 1986.
(18) PANCHERI, P. Stress, emozioni e bioritmi. In: *Stress, emozioni e malattia*, Milão, Mondadori, 1989.
(19) TART, C. T. *Stati di coscienza*, Roma, Astrolabio, 1977.
(20) DAMÁSIO, A. R. *L'errore di Cartesio*, Milão, Adelphi, 1995, p. 85. [No Brasil, traduzido sob o título *O erro de Descartes*, São Paulo, Cia. das Letras, 1996.]
(21) DAMÁSIO, A. R. Op. cit., pp. 163-4.

(22) MASON, J. W. Emotions as reflected in patterns of endocrine integration. In: LEVI, L. (ed.). *Emotions: their parameters and measurements*, Nova York, Raven Press, 1975.

(23) MASON, J. W.; MOUGEY, E. H.; BRADY, J. V. e TOLLIVER, G. A. *Psychosom. Med.*, 1968, 30: 682.

(24) DAMÁSIO, A. R. Op. cit., p. 269.

(25) OLIVERIO, A. La mente e le emozioni. In: Filosofia della Mente, *Le Scienze,* Quaderni, n° 91, Milão, 1996, p. 90.

(26) DAMÁSIO, A. R. Op. cit., p. 170.

(27) SQUIRE, L. R. e OLIVERIO, A. Biological Memory. In: CORSI, P. (ed.). *The enchanted loom. Chapters in the history of neuroscience*, Nova York, Oxford University Press, 1991.

(28) TOOTEL, R. B. H.; SWITKES, E.; SILVERMAN, M. S. e HAMILTON, S. L. *J. Neurosci.*, 1988, 8: 1531.

(29) JAMES, W. *The principles of biology*, t. II, Nova York, Dover, 1950 [1ª ed. 1890].

(30) DUCHENNE, G. B. *The mechanism of human facial expression*, Cambridge, Cambridge University Press, 1990.

(31) EKMAN, P.; LEVENSON, R. W. e FRIESEN, W. V. *Science*, 1983, 221: 1208.

(32) PERICMAN, E. (eds.). *The cognitive processes and the right hemisphere*, Nova York, Academic Press, 1983.

(33) DAMÁSIO, A.R. Op. cit., p. 147.

(34) SPERRY, R. W.; GAZZANIGA, M. S. e BORGEN, J. E. Interhemispheric relationships: the neocortical commissures; syndromes of their disconnection. In: VINCKEN, P. J.; BRUYN, G. W. (ed.). Handbook of clinical neurology, Amsterdã, North-Holland, 1969, vol. 4, p. 273.

(35) PERICMAN, E. (eds.). *The cognitive processes and the right hemisphere*, Nova York, Academic Press, 1983.

(36) GAZZANIGA, M. S. *Stati della mente, stati del cervello*, Florença, Giunti, 1990, pp. 17, 115 e ss.

(37) YARON, W. H. In: *Satan's music exposed,* Salem Kirban Inc., Ed. Hart, L., Pennsylvania, 1980.

(38) ANDREOLI, V. Follia e biologia. In: *Le Scienze*, Quaderni n° 61, setembro de 1991, pp. 44 e ss.

(39) SALA, V. Man, mind, music. In: *Le Scienze*, agosto de 1994.

(40) BACKET, A. *J. Music Ther.*, 1990, 27: 125.

(41) PETERS, J. S. *Music therapy*, Springfield Illinois EUA, Charles C. Thomas Pub., 1987.
(42) GAZZANIGA, M. S. *Stati della mente, stati del cervello*, Giunti, Florença, 1990, pp. 18 e ss.
(43) BLACK, S.; HUMPHREY, J. e NIVEN, J. *Br. Med. J.*, 1963, 22 de junho de 1649.
(44) SMITH, G. e McDANIEL, S. *Psychosom. Med.*, 1983, 46: 65.

O pátio dos milagres

O abbondante grazia ond'io presunsi/ Ficcar lo viso per la luce eterna/ Tanto che la veduta vi consunsi!/ Nel suo profondo vidi che si interna/ Legato com amore in un volume/ Ció che per l'Universo si squaderna:/ Sustanze e accidenti e lor costume,/ Quasi conflati insieme, per tal modo/ Che ció ch'io dico è un semplice lume

[Ó graça abundante onde presumi/ Colocar o rosto para a luz eterna/ Tanto que a visão nela consumi!/ No profundo de si, vi que compreende/ Unido com amor em um volume/ Aquilo que no Universo se revela:/ Essência e casualidade e seu costume,/ Quase fundidos juntos, de tal modo/ Que o que eu digo é simples luz]

Dante Alighieri

O ceticismo da doutora Angell

Em um editorial do *New England Journal of Medicine*, que ficou famoso devido às polêmicas que levantou na época (estávamos em 1983), a dra. Marcia Angell lançava-se furiosamente contra todos os que acreditavam que "um estado mental fosse um fator de importância fundamental para causar e/ou curar doenças".

Muitas notícias de tal conexão são meros episódios. Referem-se geralmente a pacientes cuja doença regrediu depois de adotarem uma forma "positiva" de pensamento... Alguns estudos muito bem-feitos negaram a existência de tal correlação... É hora, portanto, de reconhecermos que a crença segundo a qual a doença é um reflexo direto do estado mental é, em grande parte, *folclore*. Até porque uma teoria que diz que doença e morte são expressões de falência pessoal tem como conseqüência inculpar a vítima, de modo particularmente ignóbil. No momento em que o doente já está sendo agredido e sobrepujado pela doença, não deveria ser ainda mais oprimido pela obrigação de responsabilizar-se pela própria cura.(1)

O artigo da dra. Angell suscitou um vespeiro de reações veementes também por parte de pesquisadores que – como Barrie Cassileth – não haviam encontrado, em seus estudos, associações significativas entre prognóstico e estado psicológico dos pacientes. Cassileth, em particular, reconhecia honestamente que

concordamos com os que levam em consideração e encorajam os processos psicológicos que asseguram uma sensação de bem-estar psicofísico, não apenas porque são centrais para a qualidade de vida, mas também porque podem influenciar o estado físico também em uma doença neoplásica.(2)

Cassileth acrescentava que "a impossibilidade de fazer um prognóstico uma vez que o câncer se formou *não exclui* a possibilidade de que fatores psicossociais estejam envolvidos na gênese da doença".(3) Alguns anos depois, em 1985, assinaria com Norman Cousins a declaração conjunta da UCLA, Universidade da Califórnia, que deliberava o seguinte:

1. Existe uma estreita correlação entre emoções e saúde.
2. As atitudes positivas modificam a qualidade da vida, também nos casos em que não podem influenciar o progresso físico da doença.

3. O pânico é, por si só, autodestrutivo e pode interferir em um tratamento eficaz.(4)

A resposta mais adequada à dra. Angell viria, alguns anos mais tarde, de um estudo que, na origem, propunha-se a tudo, menos a demonstrar alguma relação entre estado mental e evolução do tumor. David Spiegel, responsável pelo Departamento de Psiquiatria e Ciências Comportamentais da Stanford University School of Medicine da Califórnia, realizara um cuidadoso estudo para verificar se o tratamento psicológico podia ajudar mulheres com neoplasia na mama a combater a depressão, a ansiedade e as dores, que freqüentemente complicavam a evolução da doença metastática (5). Um objetivo, afinal de contas, bem definido e modesto em suas intenções. Os resultados desse primeiro trabalho demonstraram realmente que após receberem tratamento psicológico e serem instruídas a praticar relaxamento e auto-hipnose, essas pacientes controlavam melhor a ansiedade, reduziam os sintomas de dor (e o consumo de analgésicos) e combatiam com eficácia a depressão. O grupo de controle, que não fora submetido a nenhuma ajuda psicológica, piorava cada vez mais, em todos os parâmetros levados em consideração. Naquele período Spiegel acompanhava, aborrecido, os programas de televisão e os debates travados nos meios de comunicação sobre as relações entre psique e câncer. A possibilidade de atacar a doença por meio do "pensamento positivo" irritava-o por parecer apenas um falso lugar-comum ou, na melhor das hipóteses, uma ilusão piedosa e infundada. Decidiu, portanto, retomar seu velho estudo e verificar, treze anos depois, que impacto tivera o programa de apoio psicológico sobre a variável "sobrevida". Tinha certeza de que não encontraria nenhuma diferença significativa,

mas quando analisou os dados das 86 participantes do estudo ficou aturdido. As pacientes do grupo de controle haviam sobrevivido, em média, dezenove meses; as que haviam recebido terapia psicológica (por um ano) haviam apresentado sobrevida média de

37 meses. As três mulheres que ainda estavam vivas, depois de dez anos, haviam feito terapia de grupo. "Não cabia em mim de tanta emoção", lembra Spiegel. "Mal podia acreditar naqueles dados."(6)

O tratamento de Spiegel baseava-se em procedimentos simples que com demasiada freqüência são negligenciados durante a prática da oncologia médica. A paciente, depois de ser informada sobre a patologia e sobre as possibilidades oferecidas pelos tratamentos, era incentivada a enfrentar a doença, sem ser, por isso, "responsabilizada" pelo resultado final. As mulheres eram convidadas a reunir-se em grupo e, nos grupos, solicitadas a desabafar livremente as emoções. Examinavam-se também os problemas encontrados durante os tratamentos específicos (radioterapia e quimioterapia) e, para controlar a dor, ensinava-se uma técnica de relaxamento profundo com auto-hipnose. Enfim, incentivavam-se as pacientes a encontrar um significado importante na tragédia que as atingira, para ajudar e servir de exemplo para outros doentes e para suas famílias.

O prognóstico era o mesmo para todas as participantes, visto que o estágio da doença e a idade média das pacientes dos dois grupos não diferiam. A única variável era a intervenção psicoterápica. A diferença obtida em termos de sobrevida foi extraordinária. Segundo Spiegel, (7) vários fatores podiam haver contribuído para o estrepitoso resultado que mostrava que *as pacientes submetidas a tratamento psicológico tivessem uma sobrevida, em média, duas vezes mais longa do que a registrada no grupo de controle.* Em primeiro lugar, o conforto e o apoio das relações sociais que a terapia de grupo assegurava. Vários estudos haviam já evidenciado que esse elemento podia influenciar a sobrevida e a capacidade de enfrentar o estresse, em inúmeras doenças. Em segundo lugar, as reuniões periódicas podiam ter dado a oportunidade de exprimir emoções e sentimentos que muitas vezes, vezes demais, são reprimidos e disfarçados por vários motivos, entre eles, as "razões" da convivência social.

Outros trabalhos confirmariam e estenderiam os resultados obtidos por Spiegel. Um estudo muito cuidadoso realizado pelo Departamento de Psiquiatria e de Oncologia da UCLA (8) demonstraria, dali a poucos anos, que o tratamento psicológico podia influir muito na sobrevida de pacientes com melanoma maligno, tumor quase insensível aos tratamentos quimio e radioterápicos. Em um grupo de pacientes submetidos a tratamento psicológico por seis semanas consecutivas, a sobrevida, seis anos depois da cirurgia, fora de 92%. No grupo de controle fora de 70%. Neste caso também, os dois grupos não diferiam em idade, nem no estágio da doença nem mesmo no tratamento médicocirúrgico recebido: a única diferença era o apoio psicológico fornecido aos doentes do grupo experimental. Estes recebiam instruções para relaxar-se (pelo menos duas vezes por dia) e para "construir imagens pessoais" por meio das quais se propunham a reforçar as defesas contra o câncer.

Outro estudo, realizado pelo grupo de R. Grossarth-Maticek (9), pioneiro nas pesquisas epidemiológicas sobre as relações mente–câncer, analisara mulheres com câncer na mama já em metástase. As pacientes haviam sido subdivididas (ao acaso) em quatro grupos: o primeiro, de controle, não recebia nenhuma terapia;[1] o segundo e o terceiro eram submetidos respectivamente a quimioterapia *ou* psicoterapia; o quarto grupo era tratado com quimioterapia *e* psicoterapia. No segundo e no terceiro grupos, a sobrevida foi mais alta do que no grupo de controle, mas os valores mais altos foram observados entre as doentes submetidas a ambos os tratamentos. Os resultados demonstram que o efeito dos dois tipos de tratamento é ao mesmo tempo *distinto* (visto que agia sobre aspectos diferentes da evolução da doença) e *sinérgico* (dado que o resultado alcançado era superior à soma dos valores obtidos por cada tratamento separadamente).

"Posso combater e vencer"

Já nos anos em que a dra. Angell assinava seu famoso editorial, sabia-se perfeitamente que o apoio psicológico e o treinamento de pacientes no uso de técnicas como a auto-hipnose, relaxamento ou meditação por imagens podiam ter efeitos im-

---

1. A escolha do grupo no qual entrar era livre.

portantes e benéficos sobre o estado de saúde. Uma pesquisa realizada por Henry Davis (10) estudara pacientes com neoplasia na mama, submetidas a tratamento de relaxamento muscular associado a cursos de terapia "cognitiva": as pacientes eram informadas minuciosamente sobre a doença e sobre como construir uma estratégia para transformar "o negativo em positivo", aumentando o nível de segurança e de confiança em si mesmas. O objetivo era melhorar alguns parâmetros subjetivos (como o estado de ansiedade) e verificar se a intervenção psicológica podia reduzir alguns índices humorais indicativos da ativação da resposta de estresse. Em relação ao grupo de controle, as pacientes do grupo experimental conseguiram dominar as reações de ansiedade eficazmente. Sobretudo nos exames, a produção de cortisol (medida ao longo de 24 horas) resultou bastante inferior. Esse dado indicava que, apesar do impacto estressante da doença, as pacientes "treinadas" a modular as reações emocionais e mentais conseguiam estabilizar a atividade do eixo hipotálamo–hipófise–supra-renal, limitando, por conseguinte, a entidade da reação de estresse. A atividade de algumas funções específicas do sistema imunológico (como a dos linfócitos T) é extremamente suscetível a variações mesmo moderadas do nível de glicocorticóides: é possível, portanto, que a atenuação da resposta de estresse tenha se traduzido não apenas em benefícios psicológicos observáveis (atenuação da ansiedade), mas também em incremento das defesas do organismo.

Outros estudos confirmariam unanimemente que os tratamentos psicológicos, em pacientes com neoplasias, demonstravam-se surpreendentemente úteis para melhorar o tom do humor, reduzir ansiedade, depressão e distresse, diminuir drasticamente os períodos de hospitalização e de repouso em casa e atenuar de forma sensível complicações ligadas à quimioterapia, como náusea e vômito.(11)

Mas não faltou quem divergisse. Enquanto muitos trabalhos documentavam que certa atitude mental podia influir na sobrevivência, (12,13) outras pesquisas negavam essa correlação.(14,15) É difícil tentar explicar a contradição entre esses dados, mas é indispensável fazê-lo por dois motivos: primeiro porque a fundamentação de uma tese – principalmente se importante como a que supõe a existência de uma interação entre mente e câncer – não pode prescindir da avaliação crítica dos resultados que negam sua validade; em segundo lugar, a análise dos resultados negativos pode dar boas indicações para orientar e corrigir as pesquisas.

O primeiro elemento controvertido é a escolha de parâmetros psicológicos e de instrumentos utilizados para medi-los. Muitos estudos adotam escalas de avaliação construídas para os próprios objetivos e não compartilhadas por outros pesquisadores; alguns trabalhos escolhem parâmetros não considerados por outros ou cuja definição clínica não é aceita universalmente. Portanto, as diversas pesquisas publicadas

> não medem os mesmos constructos [psicológicos], são, com freqüência, classificações baseadas em entrevistas estruturadas [nas quais o paciente limita-se a responder a um questionário impresso], são de difícil interpretação e de mais difícil ainda replicação e não têm validade evidente. A verificação desses dados é também particularmente vulnerável (consciente ou inconscientemente) à influência das expectativas e dos preconceitos do experimentador.(16)

A utilização de escalas padronizadas de parametrização psicológica, caracterizadas por pouca especificidade, rígida e excessiva simplificação das perguntas, levou quase sempre a excluir que fatores psicológicos pudessem influir sobre a evolução da doença. Porém, estudos baseados em protocolos de avaliação estruturados por pesquisadores individuais e ricamente personalizados permitiram que se obtivessem, na maioria das vezes, dados favoráveis à existência de uma relação estreita entre mente e câncer.

Uma exceção importante e muito significativa foi apresentada pelo estudo longitudinal realizado pelo grupo de Steven Greer, da King's College Hospital Medical School de Londres. Steven estudou um grupo de mulheres submetidas a mastectomia devido a uma neoplasia no seio, de pequenas dimensões. Os exames médicos e as avaliações psicométricas foram realizados regularmente antes, depois da cirurgia, após três meses e a cada doze meses, por quinze anos.(17) Todos os testes utilizados eram "escalas" padronizadas de avaliação. As pacientes eram também entrevistadas por um psicólogo, para que se tivesse uma elaboração dupla dos dados psicológicos. Em função dos resultados, a amostra examinada foi subdividida em quatro grupos, cada um caracterizado por uma modalidade específica de *reação psicológica* à doença:

1. *Rejeição*. As mulheres desse grupo recusavam-se com obstinação a levar em conta a importância da doença. Mesmo diante da evidência representada pela remoção cirúrgica do seio, rebatiam: "*Não é nada de sério: o seio foi removido por precaução*". Eram, em geral, avessas a enfrentar qualquer discussão sobre a doença e cautelosas nas respostas. Aparentemente não apresentavam sinais de distresse emocional.
2. *Aceitação estóica*. Nesse grupo, quanto mais a paciente se conscientizava da doença, mais se desinteressava de sua possível evolução, mesmo quando apareciam novos sintomas ou distúrbios. Essas pacientes ignoravam a doença e suas eventuais complicações, vivendo, quanto possível, como se nada houvesse: "*Sei que tenho câncer e sei o que é o câncer, mas preciso ir em frente do mesmo jeito*". A tomada de consciência da doença provocara um forte distresse emocional nos primeiros meses, que regredira, depois, gradualmente.
3. *Desespero-desânimo*. As pacientes desse grupo eram as que pior haviam reagido no momento do diagnóstico. Tinham uma idéia catastrófica do próprio estado e achavam que podiam morrer de uma hora para outra. A rotina da vida fora transtornada pela preocupação contínua com as conseqüências do câncer e pela idéia constante de morte. "*Não há nada que fazer, estou acabada*": este era o desabafo mais comum. O grau de distresse emocional era elevadíssimo e persistente.
4. *Espírito combativo*. A atitude mental desse grupo caracterizava-se por uma visão otimista do futuro, pela pesquisa contínua de informações mais detalhadas e precisas sobre

a doença e por um espírito de luta que levava as pacientes a declarar: "*Posso combater o câncer e vencê-lo*". Cada decisão que tomavam visava aumentar o "poder" sobre a doença. O grau de distresse emocional era quase nulo.

Quinze anos mais tarde – mantidas iguais todas as outras condições – a sobrevivência resultou significativamente diferente nos quatro grupos. As pacientes *estóicas e desesperadas* apresentavam o índice mais baixo de sobrevivência: de 42, apenas sete (17%) ainda estavam vivas e sem metástase. Nos grupos em que a reação fora inspirada pelo *espírito combativo* ou pela *negação total*, a sobrevivência era de 45% (de vinte pacientes, nove vivas): mais do que o dobro! Os resultados obtidos por Greer e seus colaboradores foram publicados pela bem-conceituada revista *The Lancet*. Seu trabalho era uma nova confirmação de que *a atitude mental* podia influir sensivelmente na evolução de uma doença tumoral. Como isso acontece, era (e é) objeto de conjecturas e pesquisas.

O alcance da hipnose

Segundo H. Bernhein, estudioso americano de psicologia que se dedicou por muitos anos a pesquisas nesse campo, a hipnose pode ser definida como "*o processo que transforma a idéia recebida em ação*".(18) Já vimos que qualquer imagem apresentada de modo apropriado ao hemisfério direito adquire caráter imperativo e induz o sujeito a aceitar a ordem recebida.[2] Nesse caso, poderíamos dizer que *o estado mental "A1", obtido por meio da hipnose* (eventualmente também com outras técnicas como relaxamento, meditação etc.), *à medida que atenua a função de filtro operada normalmente pelo cérebro esquerdo, constitui a condição neurofisiológica necessária para que a idéia (imagem) possa traduzir-se em um ato biologicamente eficaz*. Essa é uma das condições (mas não a única) para que a informação tenha conseqüências orgânicas.

---

2. Veja Capítulo 5, "A mulher com dois cérebros", p. 150.

Mas como age a hipnose? No sistema imunológico, no cérebro, em ambos?

Uma das demonstrações mais convincentes da validade da hipnose foi fornecida pelas pesquisas realizadas sobre o tratamento da bronquite asmática. Bronquite asmática é uma alergia, uma doença de hiper-reatividade do sistema imunológico que, por ocasião da primeira sensibilização com o alérgeno (pólen, em geral), secreta imunoglobulina-E (IgE), anticorpos específicos para o antígeno em questão, que se fixam no tecido pulmonar. Por ocasião de um segundo contato com o alérgeno, as IgE estimulam os tecidos em torno a produzir uma série de substâncias vasoativas – como a histamina – que por sua vez provocam a constrição dos bronquíolos alveolares, bloqueando o afluxo de ar no pulmão.

Vários dados sugerem que, em pessoas predispostas, o ataque asmático pode ser desencadeado por fatores emocionais e psíquicos, principalmente nas formas chamadas *intrínsecas* que são aquelas que, ao contrário das formas *extrínsecas*, não são atribuíveis imediatamente à exposição ao alérgeno. No trabalho pioneiro publicado em 1958 por Mason e Black, do West London Hospital, estudava-se o caso de uma mulher que sofria de estado asmático, condição de asma crônica, em que as crises se sucedem com intervalos cada vez mais breves. A mulher

> tornou-se naquele período um sujeito "cronicamente inválido" devido aos ataques prolongados de distresse respiratório que aconteciam com freqüência à noite e a haviam levado à beira de um esgotamento nervoso por falta de sono. A paciente passava as noites arfando, na tentativa de respirar.(19)

A doente, a esse ponto, resultava refratária ao tratamento convencional. Mason deu início a um tratamento hipnótico, limitando-se a dizer à paciente que, aos poucos, não teria mais os distúrbios relativos à "fome de ar", à sensação de nariz fechado ou de respiração bloqueada. Essa técnica foi repetida várias vezes, com sessões terapêuticas que duravam meia hora. Em um mês a paciente ficou livre dos ataques de asma que, naquele período (primavera), apresentavam-se com alta freqüência. O que torna esse trabalho extraordinário não é apenas a demonstração de que o tratamento hipnótico conseguira obter um excelente resultado terapêutico (resultados semelhantes seriam em seguida publicados por vários outros autores) mas, principalmente, o fato de que desaparecera a reação de hipersensibilidade imediata ao pólen, injetado por via subcutânea. Não obstante os experimentadores não houvessem dado nenhuma sugestão em relação a isso. Era como se a doente houvesse abolido sua alergia ao pólen. Para fazer a contraprova, Black (que verificara antes não ser alérgico ao pólen) inoculou no próprio braço uma amostra de soro coletado da paciente (que continha as IgE específicas para o pólen) e expôs-se ao alérgeno: como conseqüência, no ponto onde fora feita a inoculação apareceu uma grande pápula avermelhada demonstrando a reação alérgica havida entre as IgE (retiradas do sangue da paciente) e o pólen. "Em outras palavras, *a paciente conseguira, de algum modo, inibir a reação alérgica ao pólen, apesar da presença demonstrada, em seu sangue, daquilo que hoje sabemos que é a imunoglobulina-E".*(20)

O trabalho de Mason e Black representa um marco no campo de estudos sobre a hipnose e, de modo mais amplo, sobre a relação mente–corpo, mesmo que tenha – inexplicavelmente – passado inobservado por dezenas de anos. Muitos outros trabalhos repetiram, com sucesso, esse primeiro experimento, tentando até identificar os mecanismos subjacentes à inibição da reação alérgica induzida pela hipnose.(21) Não parece provável que o tratamento hipnótico provoque um aumento da secreção de cortisol (que bloquearia a reação alérgica), nem que cause dessensibilização da pele ou reduza a secreção de histamina. Independentemente de quais sejam os processos biológicos e neurofisiológicos implicados, os resultados de vinte anos de experimentação permitiram a Black concluir que

> em todas as diferentes manifestações [cutâneas, pulmonares], as reações alérgicas podem ser atribuíveis a um *controle psicológico*, até nas condições experimentais mais rigorosas.(20)

O mecanismo por meio do qual o tratamento hipnótico atua não é, certamente, imunológico. A hipnose age com certeza por intermédio do sistema nervoso autônomo, o mais imediatamente sensível à ação de estímulos emocionais, o primeiro mediador biológico entre psique e suscetibilidade a doenças (22). É provável que a hipnose — e outras técnicas como relaxamento profundo ou meditação — provoque um deslocamento da atividade do sistema autônomo, do simpático (envolvido principalmente na reação de estresse incontrolável) ao parassimpático. E é mais do que provável que aja sobre o sistema imunológico por meio também da ativação das áreas *neocorticais* (do hemisfério direito?) e subcorticais, como aquelas envolvidas no mecanismo de controle da dor.

A "convocação" dessas áreas durante a hipnose depende muito do "estado operacional" em que se encontra o indivíduo e, mais em geral, das características específicas que o tornam ou não hipnotizável.

E. Hildegard foi o primeiro, em 1965, a demonstrar que a possibilidade de ser hipnotizado era mensurável com uma "escala" apropriada de "habilidade hipnótica" definida como *"capacidade de amplificar, filtrar e traduzir uma informação semântica (a palavra) no benefício somático sugerido"*, (23) definição que se aproxima muito à de Bernhein, citada antes. Vários estudos clínicos confirmaram essa observação. A freqüência de sucessos no tratamento hipnótico das verrugas ou de doenças dermatológicas de fundo alérgico depende, por exemplo, de quanto o sujeito seja hipnotizável. Em uma complexa pesquisa, na qual 121 pessoas que sofriam de asma eram submetidas a tratamento, D. A. Collison observou que nos pacientes hipnotizáveis a freqüência de sucesso era quase de 100% e caía vertiginosamente nos indivíduos "não hipnotizáveis".(24)

Resultados semelhantes foram relatados por C. Cedercreutz, (25) que submeteu a tratamento hipnótico pacientes que sofriam de hemicrania. Também em estudos realizados sobre a supressão da dor, descobriu-se que os sintomas dolorosos podiam ser controlados apenas nos sujeitos capazes de entrar em hipnose profunda ou média. Nos indivíduos "pouco" hipnotizáveis registraram-se efeitos limitados ou nulos (26). Com sujeitos altamente hipnotizáveis, "*a hipnose revelou-se muito mais eficaz do que a morfina para controlar a dor*": (27) este resultado deveria fazer refletir sobre a importância de associar outras modalidades terapêuticas (psicológicas, meditativas, de relaxamento) ao tratamento farmacológico de doentes que sofrem de dores crônicas (como muitas vezes ocorre com pacientes neoplásicos). Essa estratégia seria melhor do que apostar tudo no poder "miraculoso" das pílulas, cuja eficácia depende em boa parte do efeito placebo (mais de 50%, como vimos).(28)

É presumível que o quanto uma pessoa seja hipnotizável dependa da sua capacidade natural de acionar aquele estado mental em que se ativam os recursos "escondidos". Como vimos, a possibilidade de que uma palavra ou uma imagem se traduzam em ação, ou seja, em reação orgânica eficaz, depende da maior ou menor capacidade de fugir ao controle "inquisitório" do hemisfério esquerdo: a "sugestão" ou a "ordem" recebida durante a hipnose é imediatamente decodificada pelo hemisfério direito em que, junto com as estruturas do sistema límbico, ativa-se uma reação emocional correspondente e, em seguida, desencadeia-se uma resposta dos centros subcorticais responsáveis pela tradução em imagens – o símbolo – em uma série de modificações biológicas e neurofisiológicas coerentes.

Lembram-se dos experimentos de Robert Sperry e de M. Gazzaniga? Se se apresentava rapidamente ao hemisfério direito uma fotografia com a palavra "Ande", o paciente levantava-se e caminhava. O que acontece se ao hemisfério direito se der, de modo apropriado – ou seja, quando a interferência do neocórtex esquerdo estiver inibida – a ordem: "Acabe com a crise asmática"? O hemisfério direito, estreitamente associado às estruturas do sistema límbico, possui um tipo de mapa atualizado do corpo e de seus subsistemas, no qual o funcionamento de cada parte está representado sob forma de imagem; este mesmo sistema tem a possibilidade de transmitir informações visuais ou verbais para corrigir, momento após momento, a *Body Image* (imagem do corpo), de modo a preservar o equilíbrio homeostático. A *Body Image* conservada nos centros subcorticais e no sistema límbico deve ser imaginada como uma figura dinâmica em constante mudança e evolução, atualizada com "notícias" que provêm dos nervos periféricos e de ordens que chegam do sistema nervoso central. Esse processo de "reajuste" do mapa do corpo, em função das mudanças havidas e das necessidades que mudam no organismo, encontra um obstáculo na atividade habitual do hemisfério esquerdo que, como é fácil entender, seqüestra a maior parte das energias psicológicas para realizar as tarefas previstas durante o estado de consciência normal. Talvez por isso seja tão necessário o sono: enquanto dormimos, o hemisfério esquerdo fica silente e os processos de reestruturação e de "conserto" ligados ao hemisfério direito e às estruturas límbicas têm todo o tempo necessário para operar silenciosa e eficazmente.

Outra demonstração do poder de cura que a hipnose consegue ativar é fornecida pelo tratamento de queimaduras graves. Theodore X. Barber do Cushing Hospital de Framingham, em Massachusetts, (29) demonstrou que é possível hipnotizar um voluntário e levá-lo a acreditar que tem uma moeda incandescente na mão: a pessoa reage por impulso, jogando fora a moeda, e desenvolve-se, na palma da mão, uma queimadura bolhosa de segundo grau.

Já em 1887, um médico francês, Jean Delboeuf, (30) hipnotizou um voluntário e colocou-o em contato com um ferro incandescente: o sujeito fora avisado de que não sofreria dano algum, e realmente o contato não causou queimaduras. Esses resultados devem ter sugerido a Dabney Edwin, professor de psiquiatria da Universidade de Tulane, a idéia de experimentar o tratamento hipnótico para obter um efeito benéfico em pacientes que apresentavam queimaduras. Um de seus primeiros casos foi um operário da Louisiana que escorregara em um poço de alumínio fundido, sofrendo lesões extensas e gravíssimas (segundo e terceiro graus) em uma perna, pelas quais fora internado com urgência no hospital.

Após levar o paciente ao transe hipnótico, Edwin disse-lhe que começava a sentir na perna queimada uma sensação de frescor e distensão. Para surpresa dos médicos, o homem sarou do acidente grave e desfigurador, sem nenhuma infecção séria, sem complicações ou retrações cicatriciais.(31)

Atualmente o tratamento com hipnose dos queimados é utilizado em vários centros, entre eles o de Alta Bates de Berkeley, na Califórnia, onde o diretor do Centro de Queimaduras, doutor Jerold Kaplan, utiliza a hipnose poucas horas depois do acidente, para limitar danos e inflamação.(32) O uso extensivo da hipnose permitiu a facilitação da cura e a limitação dos transplantes cutâneos. O mecanismo ativado pela hipnose, nesses casos, é o mesmo, provavelmente, que se verifica no fenômeno dos chamados "passeios no fogo". Depois de poucas horas de instrução (e às vezes, mesmo sem isso, confiando apenas na presença de um "mestre"), pessoas comuns, em geral alheias a qualquer interesse pelo misticismo ou por práticas meditativas e esotéricas, são capazes de atravessar leitos de carvão ardente de 4 a 12 metros de comprimento, com temperatura de cerca de 600-700° C.

Os céticos prodigalizaram as mais diferentes explicações para esses fenômenos. Segundo alguns, estaríamos em presença de um efeito *Leidenfrost*: uma finíssima camada de umidade isolaria a pele da chama por meio de uma barreira imperceptível de vapor. Sinceramente, a explicação não parece melhor do que a sugerida pelos xamãs indianos que invocam a intervenção do "espírito-guia", com a diferença de que estes, pelo menos, não têm a pretensão de ser científicos. Na realidade *não sabemos* por que acontece esse fenômeno. Muitos observadores notaram que os participantes dos "passeios" parecem entrar em transe hipnótico enquanto caminham sobre brasas; a atmosfera ritual da cerimônia e os cantos monódicos contribuiriam para isso. O dr. Andrew Weil estudou esse fenômeno por muito tempo e, em sua opinião, não há dúvida de que:

> A variável crucial é o estado mental do indivíduo. A insensibilidade ao calor e a ausência de inflamação não podem ser explicadas em termos mecanicistas. A intuição me diz que o sistema nervoso funciona em modo diferente do habitual. Tem algo a ver com um estado de relaxamento e de abandono total.(33)

Este "estado de relaxamento" que possibilita ao sistema nervoso "funcionar em modo diferente do normal" é, provavelmente, a chave para compreendermos a potencialidade curativa da hipnose e sua abrangente eficácia: das verrugas à asma, às queimaduras, ao controle da dor.

Treinar o sistema imunológico

Um estudo recente, realizado pela equipe de Robert Hall e publicado pelo conceituado International Journal of Neuroscience, descreve um experimento de ciberfisiologia.(34) Explicava-se aos voluntários como provocar um estado de relaxamento profundo no qual introduzir um processo de "meditação imaginativa" que tivesse os neutrófilos como objeto. Neutrófilos são células imunológicas essenciais à resposta contra os agentes infectantes; intervêm ainda como "lixeiros", ao englobar os detritos celulares e bacterianos resultantes de cada choque entre as defesas do organismo e os micróbios externos. Uma das funções específicas dessas células é migrar através dos vasos sangüíneos para chegar à sede da infecção. O objetivo do estudo era aumentar a velocidade da difusão e a capacidade de adesão dos neutrófilos à superfície. Pediu-se aos participantes que reconstruíssem mentalmente imagens que simulassem o processo em questão, segundo a própria fantasia. Cada um deles muniu-se das fantasias necessárias para reproduzir a situação com eficácia. Uma das moças, por exemplo, imaginou os próprios neutrófilos como bolinhas de pingue-pongue transbordantes de mel que disparavam na direção do objetivo e o agarravam com firmeza. Os exercícios duravam de cinco a dez minutos e repetiam-se duas vezes por dia. Após duas semanas retirou-se uma amostra de sangue de cada participante. Foram analisados os linfócitos, os neutrófilos, os eosinófilos e vários outros parâmetros. Não foram observadas diferenças em relação ao grupo de controle. A única mudança estatisticamente significativa referia-se à aderência dos neutrófilos, ou seja, à capacidade de migrar e aderir a objetos estranhos: no grupo experimental esta era o dobro da registrada no grupo de controle. Assim, os voluntários que se haviam lançado na visualização apresentavam um aumento bastante evidente do parâmetro que era objeto de experimentação. O estudo de Hall demonstrava que um simples exercício mental, baseado na técnica da "simulação por imagens", pode ser muito eficaz para influenciar sensivelmente o sistema imunológico e pode ser específico a ponto de interessar uma função bem distinta, entre as muitas que o sistema exprime.

Com a colaboração do Departamento de Medicina Informática da Dinamarca, Robert Zachariae, psicólogo da Faculdade de Psicologia, e Frederick Bjerring, dermatologista da Universidade de Aarhus, testaram a utilidade da meditação por imagens em um grupo de voluntários em que se inoculavam experimentalmente algumas substâncias alérgicas: a histamina, capaz de promover uma reação chamada do tipo I; e a PPD (*Purified Protein Derivative*), extrato protéico tuberculínico apto a provocar reação de hipersensibilidade tipo IV (reação de Mantoux). As substâncias eram inoculadas em ambos os braços e os voluntários, colocados em uma condição de "relaxamento profundo", deviam utilizar a imaginação para obter uma resposta diferente em cada braço:

> Pedia-se aos sujeitos que realizassem um passeio "turístico" pelo próprio corpo. Foram instruídos a imaginar eles mesmos enquanto atravessavam o lugar do braço esquerdo onde fora inoculada a PPD. Haviam sido informados de que aquela inoculação atrairia os glóbulos brancos que atravessariam o corpo para chegar àquele ponto específico e interagir com o antígeno. Explicou-se que essa era uma reação normal e saudável e que se tratava, na verdade, de uma "missão de treinamento" para as células do sistema de defesa. Os voluntários foram instruídos a imaginar esquadrões intermináveis de linfócitos que migravam para o ponto de introdução do alérgeno e o infiltravam e inflamavam... Depois disso foram treinados para atravessar a corrente sangüínea e chegar até o braço direito onde, no ponto em que fora inoculado o outro antígeno, encontrariam só uma concentração normal de glóbulos brancos. Foi-lhes explicado que, neste braço, haviam sido injetadas apenas proteínas decompostas de origem bacteriana, inócuas e não reativas, e que os linfócitos teriam se limitado a uma exploração para identificar o lugar exato da inoculação, sem interagir com a substância inoculada.(35)

Para controlar a reação tipo I, devida à inoculação de histamina, foi pedido aos sujeitos que imaginassem que sobre o braço direito fossem colocadas pedras de gelo capazes de bloquear a reação inflamatória. Solicitou-se que imaginassem o braço esquerdo avermelhado, quente, hipervascularizado.

O exercício foi repetido uma vez por dia, nos três dias sucessivos à incisão cutânea com os antígenos, e a entidade da reação foi medida e comparada com a do grupo de controle que não fora submetido a nenhum tratamento e no qual haviam sido injetados os dois alérgenos.

No grupo experimental, a área inflamatória produzida pela histamina no braço direito – sobre o qual se exercitara a imaginação para reduzir a entidade da inflamação – resultou cerca de 50% menor do que a do braço esquerdo! Da mesma maneira, a reação tipo IV, devida à inoculação da PPD, resultou mais pronunciada no braço direito (onde o exercício visava acentuar a resposta imunológica) do que no esquerdo. A infiltração linfocitária do derma aumentou 44% e o afluxo vascular, cerca de 20%. Essas diferenças eram altamente significativas se comparadas com os dados do grupo de controle.

Tudo isso vale também para doenças complexas como o câncer? O casal Carl e Stephanie Simonton acredita que sim. Carl Simonton é diretor do Centro de Pesquisa sobre o Câncer de Dallas, no Texas, e Stephanie, psicóloga, é responsável pela ajuda e pelo apoio aos pacientes com neoplasias: dois eminentes profissionais, conscientes da potencialidade e dos limites intrínsecos dos tratamentos convencionais. Ambos ficaram impressionados ao constatar que doentes em fase terminal, para os quais "a expectativa de vida média não superava, em geral, doze meses, apresentavam diferenças tão grandes e evidentes no tempo de sobrevida, diferenças, estas, inexplicáveis do ponto de vista da ciência médica". Os estudiosos identificaram dois grupos: o primeiro caracterizava-se por uma atitude de apatia, depressão, renúncia e era composto por pacientes que pioravam rapidamente; o segundo, era de doentes que

quase sempre eram mandados para casa apenas com um mínimo de tratamento, com poucas esperanças de que vivessem até o primeiro exame de controle. No entanto, muitos anos mais tarde, ainda se apresentavam para exames anuais ou semestrais, permaneciam em boa saúde e, inexplicavelmente, caçoavam das estatísticas. Quando Carl os interrogava sobre sua boa saúde, davam com freqüência respostas como: "Não posso morrer até meu filho se diplomar", ou então: "Não posso morrer enquanto não resolver o problema de minha filha". O elemento comum dessas respostas era a *convicção de poder exercer alguma influência sobre a evolução da doença*.(36)

Essa descoberta fascinou os dois médicos e levou-os a tentar descobrir como seria possível influenciar as convicções dos pacientes e, de algum modo, "treiná-las" para que produzissem um resultado terapêutico. Os Simontons conheciam as pesquisas realizadas sobre o uso do *biofeedback* e sabiam que as técnicas de visualização podiam ter efeitos até sobre aparelhos tradicionalmente considerados fora de qualquer possibilidade de controle voluntário, como o cardiovascular. No caso de um paciente que sofresse de câncer, o procedimento deveria provocar um estado de relaxamento tal que atenuasse a interferência do hemisfério esquerdo e focalizasse a potencialidade do hemisfério direito sobre o processo que se pretendia controlar. Em segundo lugar, era necessário que o paciente construísse imagens mentais inerentes ao objetivo e/ou o resultado desejado. Para o doente de câncer isso implica a necessidade de visualizar a própria doença, o tratamento que pode destruí-la e, principalmente, as defesas naturais que o ajudam a se restabelecer.

Os Simontons tiveram sorte. O primeiro doente em que aplicaram essas novas técnicas surpreendeu com os resultados que obteve. O paciente sofria de um câncer na garganta que, havia meses, tornara impossível a ingestão de qualquer alimento e muito difícil até a respiração. Perdera cerca de vinte quilos e procurara o departamento dirigido por Carl Simonton para um tratamento paliativo. Carl, além de submeter o doente a uma branda radiação, começou a instruí-lo sobre como intervir ativamente na evolução da doença. O homem deveria encontrar pelo menos três momentos durante o dia para relaxar-se completamente, imaginando estar em um lugar tranqüilo e agradável: sentado debaixo de uma árvore, perto de um rio ou em qualquer lugar que lhe sugerisse a imaginação... em seguida, devia imaginar o próprio câncer de maneira vívida, qualquer que fosse a forma que assumisse. Depois, Carl pediu-lhe que imaginasse o tratamento, a radioterapia, como milhões de minúsculos projéteis de energia que atacassem todas as células normais e cancerosas. Visto que as células cancerosas são mais fracas e confusas do que as normais, Carl sugeriu que não conseguiriam consertar os estragos, e assim as células normais continuariam sãs enquanto as cancerosas morreriam. Carl pediu então ao paciente que formasse uma imagem mental do último e mais importante passo: a chegada dos glóbulos brancos, que, em batalhões, recobriam as células cancerosas, recolhendo e levando embora as que morriam ou estavam moribundas, eliminando-as do organismo, por intermédio do fígado e dos rins. Devia imaginar o câncer diminuir de tamanho e a saúde voltar à normalidade... O que aconteceu foi além de qualquer experiência precedente de Carl, no tratamento de doentes de câncer com intervenções puramente físicas. A radioterapia teve um efeito excepcional, e o homem quase não apresentou reações negativas à radiação na pele ou na mucosa da boca ou da garganta. Quando estava na metade do tratamento, foi capaz de comer de novo. Recuperou forças e peso. O câncer, aos poucos, desapareceu... Depois da regressão do câncer, o paciente decidiu por conta própria aplicar a técnica de imagens mentais para aliviar a artrite que havia anos o atormentava. Imaginava seus glóbulos brancos difundir-se na articulação dos braços e das pernas, levando embora detritos, até que as superfícies ficavam lisas e brilhantes. Os sintomas da artrite diminuíram progressivamente e, embora voltassem de vez em quando, o homem conseguiu reduzi-los a ponto de poder ir pescar nas torrentes, esporte não fácil, mesmo sem artrite.(36)

Encorajados por esse primeiro resultado, os Simontons estenderam o procedimento a vários outros doentes, publicando pela primeira vez, em 1978, os resultados preliminares da pesquisa. O estudo compreendia 159 pacientes submetidos a um tratamento de meditação por imagens e um grupo de controle tratado exclusivamente com terapia de apoio. Os pacientes dos dois grupos eram considerados "terminais". Para estes, em geral não se indica nenhum tratamento médico convencional (que traria, presume-se, mais danos do que benefícios), e a expectativa de vida não supera doze meses. Essas previsões foram confirmadas no grupo de controle enquanto no grupo experimental, dois anos depois, registrou-se uma elevadíssima incidência de regressões parciais (19%), regressões clínicas completas (22%), caracterizadas pelo desaparecimento dos sinais radiológicos da doença e uma boa porcentagem de estabilização (27%). Só em 32% dos casos registrou-se progressão do câncer.

Diante de resultados expressos em termos de sobrevida, outros elementos suscitaram o entusiasmo dos dois pesquisadores. A duração da vida após o diagnóstico de tumor é só um dos aspectos da doença. Igualmente importante é a *qualidade de vida* que os pacientes levam. Nada é mais verdadeiro do que o aforismo que diz *quando não se pode dar mais anos à vida, é preciso dar mais vida aos anos*. Ele indica a necessidade de salvaguardar a qualquer preço o valor e a qualidade de vida de pacientes considerados "terminais" que, muitas vezes, não o são. Entre os pacientes do grupo experimental tratado pelos Simontons com técnicas imaginativas, 51% declararam manter o mesmo nível de atividade que tinham antes do diagnóstico; 25% confirmaram que o nível e a qualidade de vida equivaliam a 75% do nível precedente.(36)

Os resultados publicados pelos Simontons impressionaram muito também os mais céticos observadores, dada a irrepreensibilidade metodológica do trabalho e o fato de que essa abordagem terapêutica não usual fosse proposta por um centro oficial, altamente especializado no diagnóstico e no tratamento do câncer. Foram levantadas algumas críticas fundadas em relação à seleção dos pacientes e à metodologia científica (regras de aplicação) sobre a qual se baseia o trabalho dos dois pesquisadores.(37)

Em relação ao primeiro aspecto, já que os pacientes tinham liberdade de aceitar ou recusar o programa terapêutico proposto, é presumível que tenha havido uma inevitável *seleção natural*, pela qual tenham participado do estudo apenas pacientes que apresentavam características psicobiológicas que garantiam certo sucesso às técnicas utilizadas. De fato, já foi dito que a suscetibilidade à hipnose ou a técnicas de meditação e/ou de relaxamento profundo varia de indivíduo para indivíduo e isso explica a diferente freqüência de sucessos registrados nos vários grupos. Essa é uma consideração que restringe a utilidade de um programa desse tipo, mas não invalida o método.

Em segundo lugar, os Simontons atribuíram as espetaculares regressões que obtiveram à capacidade de mobilização das defesas imunológicas por parte dos pacientes. Considera-se, em geral, que um tumor de diâmetro superior a um centímetro (com uma população de aproximadamente um bilhão de células) não seja atacável pelas defesas imunológicas, que são, no entanto, extremamente eficientes quando se trata de destruir aglomerados com não mais de 10 milhões de células. Não se entende bem se este princípio foi realmente demonstrado ou se, como outras convicções, representa um lugar-comum: o que é certeza, porém, é que foi invocado como argumento contra a validade do método estudado pelos Simontons.(37) Bem, é velha essa história de recorrer a um pressuposto biológico para deduzir que o método é ineficaz e desconhecer o alcance dos resultados. Os Simontons obtiveram resultados indiscutíveis e ninguém ignora isso. O quanto estes são atribuíveis aos efeitos mediados pelo sistema imunológico ou à ativação de outros aparatos e sistemas ainda amplamente desconhecidos não nos é dado saber e tal constatação, em vez de alimentar polêmicas estéreis, deveria estimular o estudo dos mecanismos biológicos colocados em jogo pelas técnicas de visualização mental. O critério "imunológico" pressuposto pelos Simontons poderia até estar errado, mas não por isso se pode afirmar que o método seja *evidentemente* ineficaz para provocar regressões "observáveis" (38) de tumores, que a ciência médica oficial declarara não só "incuráveis", mas também "não tratáveis".

Além do centímetro

No que se refere à possibilidade de reforçar a resposta imunológica a ponto de provocar uma regressão do tumor, existem hoje inumeráveis dados que negam que neoplasias superiores a um centímetro não possam ser agredidas e destruídas com eficácia apenas com os meios imunológicos. Passaram-se mais de vinte anos desde que Steven Carter, um dos mais ilustres oncologistas do National Cancer Institute, declarou com absoluta certeza, em um editorial de 1976, que

> as defesas do organismo são capazes de destruir pequenos aglomerados de células tumorais (1-10 milhões), mas cem milhões de células neoplásicas implicam quase inevitavelmente a progressão da doença. Visto que um tumor de 1 cm de diâmetro contém aproximadamente um bilhão de células, a maioria dos tumores, no momento em que se torna clinicamente observável, já superou o limite em que a intervenção do sistema imunológico pode ser eficaz. É improvável, portanto, que a imunoterapia sozinha possa incrementar as defesas imunológicas o suficiente para combater o crescimento do tumor em pacientes com doença avançada.(39)

Essas afirmações têm sentido se colocadas no contexto em que foram ditas, um momento histórico em que se sabia ainda bem pouco sobre as possibilidades oferecidas pela imunologia na cura dos tumores. É por isso que podemos perdoar o erro de avaliação de Carter; o que não é perdoável é a teimosia e a ignorância de seus sucessores que, ainda hoje, parecem não conhecer o que a ciência médica produziu no campo da imunoterapia. Os resultados obtidos com o uso das citocinas (interleucina-2 e interferon), associadas ou não a outros imunomoduladores (como os hormônios do timo e os fatores de crescimento) ou a vacinas obtidas com células tumorais, demonstram suficientemente que, pelo menos em alguns tumores (como o melanoma e o carcinoma do rim), é possível provocar regressões parciais (redução superior a 50% da massa tumoral) ou completas (desaparecimento radiológico total do tumor) em mais de 40-60% dos casos tratados com imunoterapia (40). Para desmentir a afirmação de Carter bastaria citar a bibliografia relativa aos últimos anos, se isso não fosse proibitivo por motivos de espaço: milhares de trabalhos publicados.(41)

Um caso emblemático é o do senhor Joe Mayerle, descrito em todos os detalhes em um relatório publicado pelo conceituado *American Journal of Surgery* (42). O paciente apresentava um tumor pulmonar inoperável, para o qual se prescrevera uma branda radioterapia. Sem que se obtivesse nenhum resultado relevante, o doente foi mandado para casa, entregue à febre intermitente, anoréxico e fraco. Mas, a despeito da estatística, Mayerle não queria saber de morrer. Casara-se havia pouco tempo e sua mulher estava grávida. Joe esperava aquele filho mais do que qualquer outra coisa no mundo. Voltou para casa e obrigou-se a comer; começou a fazer pequenos trabalhos ao ar livre, em uma fazenda. Repetia-se continuamente que suas defesas podiam conseguir vencer o mal que ameaçava privá-lo da única alegria da sua vida.

Quando se apresentou no hospital seis meses depois... o médico empalideceu. Chamou todos os médicos e enfermeiras para uma reunião e o fez passar na frente da fila de pacientes que esperavam para tirar radiografias. "Quando acabou de tirar as radiografias", recorda Joe, "o médico pegou as antigas, cheias de buracos como um tiro ao alvo, colocou-as ao lado das novas e ficou olhando. O tumor não existia mais..."(43)

Para enorme surpresa do dr. Bell, que o tratara desde o início, os linfócitos, isolados do sangue do paciente e colocados em cultura com células provenientes de neoplasias pulmonares de outros doentes, provocavam uma marcada inibição do crescimento do tumor e uma acentuada apoptose (morte celular).(44) Os linfócitos do sr. Joe mostravam saber discriminar entre tecidos normais (que não atacavam) e células tumorais provenientes de outros doentes: o crescimento destas era inibido de 23,2% a 52,1%, valor excepcionalmente alto que demonstrava que as defesas imunológicas daquele paciente podiam explicar muito bem a regressão de câncer verificada. Os linfócitos isolados de outros pacientes ou de doadores sãos mostravam, em comparação, uma capacidade de inibição do crescimento tumoral não superior a 4%.

Joe Mayerle, passados mais de dez anos, é considerado hoje "em regressão", expressão estúpida e ridiculamente prudente à qual se recorre, para não falar abertamente em cura. A doença de que sofria podia conceder-lhe, segundo as estatísticas, de dois a seis meses de vida. Mas, afinal de contas, as estatísticas não levam em consideração os efeitos de um processo de cura que, antes de qualquer outra coisa, enraíza-se no íntimo da pessoa: em suas convicções, vontade de viver e de combater. Se lemos exclusivamente os relatórios médicos do caso de Mayerle, é difícil encontrar uma explicação satisfatória: a situação clínica é descrita com eficácia, assim como o prognóstico. Fica claro que o paciente, apesar da gravidade do quadro patológico, continuara a fumar demasiadamente e isso o teria exposto, para usar as palavras do relatório, a "recaídas do tumor pulmonar ou, mais provavelmente ainda, à formação de novas lesões [tumorais]". Assim, isso nos faz pensar na espetacular capacidade dos linfócitos de bloquear o crescimento tumoral e acabamos concluindo que o tumor tenha provocado uma imunização específica, capaz de justificar os resultados observados.

Aqui acaba a crônica científica nua e crua. Provavelmente seria necessário falar mais: falar da força de vontade irredutível de sarar de Joe, de suas orações, dos esforços para imaginar que o tumor sucumbia aos ataques de suas defesas, da mudança de estado mental que, a certo ponto, verificou-se no seu modo de entender a vida. Deixemos falar o protagonista dessa batalha:

Percebi que houvera uma reviravolta. De repente *não precisei mais pensar na morte. Meus pensamentos tomaram uma nova direção: obter o máximo possível do que me restava para viver.* Foi um período de descobertas, de assombro, enquanto me observava na rotina cotidiana. Todas as ações, por mais simples que fossem, tinham um significado profundo. No meu estado de *consciência exasperada,* até o ato mais banal, como coçar a pele, impressionava-me pela beleza dolorosa de simplesmente sentir, ser, viver. O barulho da água que saía da torneira, do papel sendo dobrado, de passos no corredor – *tudo ecoava no íntimo da alma...* Sol e sombra, árvores, grama, pessoas, cachorros – as coisas mais óbvias tinham tal *indescritível beleza* que meus olhos se enchiam d'água.(45)

A reviravolta decisiva

Como haviam intuído os Simontons, a reativação do sistema imunológico é uma das chaves interpretativas que podem explicar curas, regressões e melhoras conseguidas durante os tratamentos psicológicos ou de meditação por imagens. Para chegar a esse resultado, provavelmente é necessário passar de um estado mental a outro, cuja configuração "neuroimunoendócrina" seja adequada para desencadear uma série de reações que culminam na ativação do "guardião interno da saúde".

A *qualidade da visualização* utilizada para colocar-se nessa forma de consciência *outra* provavelmente é decisiva para garantir o sucesso da técnica. Os pacientes dos Simontons, em muitos casos, acharam que as representações sugeridas pelos médicos eram simplistas demais, desprovidas das características necessárias para provocar uma reação emocional suficiente; eles, então, as modificaram, personalizando-as. Um exemplo eloqüente, entre os muitos relatados detalhadamente por C. Hirshberg em sua resenha fundamental *Curas extraordinárias* (6), refere-se a um menino de nove anos, Garret, que sofria de um tumor no cérebro. O garoto foi submetido a um ciclo de radioterapia que, entretanto, não deu resultados. Foi então instruído sobre a técnica de *biofeedback*, na tentativa de melhorar a mobilização dos membros comprometidos pela neoplasia cerebral.

Logo Garret começou a achar os exercícios chatos. "Eu via a minha doença como um planeta que invadia o espaço interno", diz, "por isso pensei: por que não tentar atirar contra ele de uma nave espacial?" Pat [a psicóloga que tratava o menino] adaptou as imagens à paixão de Garret por *Guerra nas estrelas*, inventando complicados roteiros, em que os linfócitos T eram naves espaciais e o tumor, um invasor alienígena... As sessões eram verdadeiras representações teatrais, com forte tensão emotiva e dramática. Um exemplo:

Pat — *O.K., acelere e decole. Vamos manter contato durante toda a viagem. Estou vendo os aviões decolar na tela do radar. Estão*

	se aproximando do alvo. Agora, enquanto está chegando perto, me diga o que está vendo.
Garret	— *Vejo uma espécie de bola grande e redonda, senhor. Os instrumentos dizem que é o alvo... é uma grande massa redonda inerte.*
Pat	— *Muito bem. Prepare-se para o ataque. Prepare o lança-mísseis laser número dois* (efeitos sonoros).
Garret	— *Tudo pronto, senhor.*
Pat	— *Fogo!*
Garret	— *Esquadra, pronta para o lançamento!* (ruído de mísseis que atacam o alvo) *Atingido, senhor!*
Pat	— *Atingido em cheio! Ótimo, ótimo. Está vendo alguma coisa dissolver-se?*
Garret	— *Sim senhor. Um lado da "coisa" está se dissolvendo. Estamos prontos para lançar projéteis com glóbulos brancos.*

Garret revia mentalmente as imagens fantásticas todas as noites. Mas uma noite as naves espaciais de linfócitos T, que patrulhavam o território alienígena, não conseguiram localizar o tumor. Procuraram por toda parte, mas encontraram apenas um pequeno ponto branco... Alguns meses depois a tomografia computadorizada confirmou que o tumor desaparecera, deixando apenas uma pequena mancha branca em seu lugar.(46)

Esse episódio provocará risadinhas irônicas em muitos. Outros acusarão a terapeuta de crueldade e imoralidade porque na opinião deles é um erro fazer um paciente acreditar que seja possível mudar a evolução de uma doença com representações mentais. Na realidade não há nenhum mal em tentar: "Qualquer um pode conseguir e já a tentativa gera força, gera uma energia interior, que é, por si só, reparadora" (46). Além disso, os casos em que a meditação por imagens produz ótimos resultados começam a ser tão numerosos que não é possível considerá-los meras exceções. A revisitação imaginária de situações caracterizadas por um componente emocional é suficiente para induzir a modificações relevantes: a projeção do filme *Platoon*, por exemplo, desencadeou nos veteranos de guerra do Vietnã uma intensa secreção de beta-endorfina equivalente em quantidade à administração de 10 mg de morfina!(47) Nas histórias de cura extraordinária existe uma constante: um momento em que ocorre uma *crise emocional, forte o suficiente para provocar uma reviravolta na vida do paciente e na evolução da doença.* Mais do que de crise, seria preciso falar em *catarse*, ou melhor, em "purificação" mediada pela reação emocional.

A pesquisadora americana Candace Pert, que deu uma contribuição determinante ao estudo das endorfinas, conta ter notado com freqüência uma associação entre catarse emocional e cura:

> As células imunológicas emitem e recebem as mesmas substâncias químicas que acreditamos que controlem o humor no cérebro. Esses dados nos dizem que *é necessário começar a levar em consideração o modo pelo qual as emoções se projetam nas várias partes do corpo.* Talvez uma catarse – que literalmente significa banho – possa provocar uma repentina reviravolta regeneradora no comportamento do sistema imunológico, endócrino e nervoso... Alguns tipos de "bloqueios emocionais" produzem "desinformação", impedindo que o sistema imunológico funcione como deve. Trata-se então de restabelecer o sinal não recebido para sugerir ao sistema imunológico aquilo que ignorou.(48)

As pesquisas epidemiológicas realizadas sobre as relações entre personalidade, emoções e câncer parecem confirmar essas observações. Um exemplo vem dos estudos do pioneiro L. LeShan.

Um homem de 32 anos apresentava metástases extensas de um melanoma maligno. No começo da adolescência sofrera uma experiência excepcionalmente traumática, assistindo aos preparativos do pai para assassinar a única pessoa que se demonstrara boa e gentil com ele. O homicídio foi cometido e por um longo período ele ficou obcecado pelo terror de ser convocado pelo tribunal... Durante um ciclo de psicoterapia, sonhos recorrentes e associações indicaram que havia uma tensão relativa a seu envolvimento na culpa do pai. Ao mesmo tempo começou a se queixar de dores na garganta e dificuldade cada vez maior em deglutir. Os exames revelaram uma neoplasia em rápido desenvolvimento na zona da amígdala direita e glossoepiglótica. Decidiu-se remover cirurgicamente o tumor, para que pudesse comer. Durante uma sessão de terapia no dia anterior ao da operação, evocou todo o antigo episódio com a mesma intensidade emocional que provara no momento em que acontecera. Chorando e tremendo, não poupou detalhes. Quatro horas depois, disse ao terapeuta que fizera uma refeição inteira sem sentir dor na garganta, pela primeira vez em uma semana. Vinte e quatro horas depois, a massa parecia notavelmente reduzida, quarenta horas depois estava ainda menor e quatro dias depois desaparecera. A cirurgia não foi feita.(49)

É provável que as imagens escolhidas "inconscientemente" por muitos doentes submetidos a terapia com meditação por imagens tenham uma carga emocional tal que facilite o desbloqueio de emoções reprimidas e "esquecidas". Como já vimos, entre as características dos indivíduos com personalidade de Tipo C, os candidatos mais prováveis à formação de tumor eram, segundo os estudos da profa. Temoshok e de Solomon,[3] os que apresentavam, em primeiro lugar, *a incapacidade de exprimir emoções* e a tendência a reprimi-las no subconsciente, de onde *continuavam a influenciar negativamente a saúde mental e física*. A recuperação da possibilidade de viver as próprias emoções, dando-lhes corpo e nome, "representando-as", como se faria no palco de um teatro, permitiria a recuperação da identidade, negada e reprimida por tempo demais, e, com ela, a capacidade de fazer funcionar melhor todo o próprio ser: junto com as emoções, o próprio sistema imunológico, como sugere a dra. Pert, poderia ser "desbloqueado" e "reativado".

Além do mais, para que a mente possa operar com imagens é preciso que estas tenham energia psicológica suficiente para

---

3. Ver Capítulo, 2, " 'C' de câncer", p. 43.

obrigar o sistema operacional a prestar-lhes a atenção necessária.[4] Um caso extraordinário foi relatado no distante ano de 1886 por Mackenzie (50), que conseguiu provocar uma crise asmática em um paciente, apresentando-lhe uma rosa *artificial*! Se quisermos provocar água na boca, é preciso que o alimento seja imaginado com todas as características que normalmente estimulam a salivação: forma,[5] sabor, odor, ser apetitoso... Para que o símbolo funcione não é necessário conhecê-lo analiticamente, aliás, talvez seja preferível que o hemisfério esquerdo não intervenha absolutamente. A associação entre os símbolos e as funções neuroimunoendócrinas é, com toda probabilidade, específica para *aquela* pessoa e só pode ser conhecida parcialmente do ponto de vista analítico; e, para ser eficaz, essa associação precisa poder desencadear uma resposta emocional que, durante a "reconstrução imaginária", envolva todo o organismo. Por esse motivo, muitos observaram que é mais fácil obter uma resposta em crianças, cuja capacidade de imaginação é mais desenvolvida, mais elástica e menos controlada pelo hemisfério esquerdo.

---

4. As funções biológicas e psicológicas podem ser concebidas como formas diferentes de transmissão de informação: a mesma informação é recebida e elaborada de modo diferente pelos vários sistemas operacionais sobre os quais se apóia o funcionamento da mente. Não só, mas o seu "valor informativo" aumenta à medida que se amplia a sua improbabilidade. Em outros termos, tudo o que é abrangido pela rotina, e tem por isso pouco valor informativo, pouco impacto sobre os processos de atenção/conhecimento que concorrem para ativar e estabilizar o nosso estado de consciência: habituamo-nos ao que é repetitivo.

5. O conteúdo informativo é intimamente ligado à *forma* que reveste a própria informação; pode-se afirmar que uma matéria adquire um valor informativo à medida que assume uma forma. Assumir uma forma é característica intrínseca e essencial para a matéria vivente. Pode parecer subjetivo, mas é perfeitamente verdadeiro se consideramos que as interações moleculares acontecem segundo a estereoespecificidade da molécula, ou seja, segundo a forma que assume no espaço, com base na qual estabelece ou não relações com outras moléculas. Em outras palavras, a transmissão da informação por via molecular não pode prescindir da "forma", ou seja, da imagem que a molécula assume.

Como pode ser possível que, imaginando, se influenciem a direção e a eficiência dos sistemas biológicos complexos, continua sendo matéria de pesquisas científicas. Mas parece difícil duvidar do fenômeno em si; talvez porque as imagens *"pertençam a um reino em que as coisas existem sem que o mundo das explicações leve a melhor"*.(51)

Om mani padme um

A expressão em sânscrito *Om mani padme um* constitui um *mantra*, ou seja, uma frase que, salmodiada, acompanha com freqüência a meditação transcendental realizada pelos adeptos das escolas iniciáticas e das religiões orientais. Os praticantes dessa técnica multiplicaram-se nos últimos vinte anos, principalmente nos Estados Unidos, onde se calcula que, com maior ou menor regularidade, de 3 a 15 milhões de pessoas recorram à meditação para obter benefícios de saúde.

Um paciente meu, que chamaremos Giulio, está entre os que praticam meditação transcendental. Como se sabe, esta envolve vários fatores: recolhimento em lugar tranqüilo, imobilidade em determinada posição do corpo ("asana", no idioma dos hindus), forma precisa de respiração, vocalização de um mantra e, eventualmente, atenção concentrada em um *mandala* (uma representação *simbólica* do mundo). O sr. Giulio fora, por muito tempo, um adepto de uma das muitas escolas orientais que surgiram também na Itália, nos últimos tempos. Por motivos ligados ao trabalho e à mudança de residência, interrompera a prática de meditação. De repente, em 1997, fora internado com urgência por um acidente vascular cerebral, com hemiplegia transitória. O paciente se recuperara bem depois de uns dez dias de tratamento, mas uma amarga surpresa o esperava no momento do diagnóstico: o derrame cerebral devia-se à presença de metástases cerebrais múltiplas derivadas de um tumor no pulmão direito.

Na melhor das hipóteses, nosso paciente teria ainda de três a seis meses de vida. Longe de ficar abatido, Giulio tirou da notícia um novo impulso para retomar com vigor os exercícios: para agradar aos médicos do hospital, submeteu-se a uma branda quimioterapia (para controlar a neoplasia pulmonar, mas ineficaz contra as metástases cerebrais) e, então, recomeçou a meditar, duas vezes por dia, apoiado pelos cuidados benévolos da mulher.

Durante cada exercício imaginava reservas de energia (o *chi* da tradição chinesa) abdominal (o tan-tien) e, a partir daí, canalizava-as para o pulmão e para o cérebro, graças a mantras específicos. A intenção era "destruir" as células malignas com aquela fórmula. A quimioterapia foi logo interrompida (após dois ciclos), sem que se obtivessem resultados apreciáveis sobre a massa tumoral; o programa de meditação continuou.

Depois de seis meses, o doente apresentou-se em meu consultório para um controle: as condições gerais eram excelentes, não apresentara mais episódios convulsivos ou fenômenos de Acidente Vascular Cerebral Isquêmico (AVCI); não tinha hemicrania, respiração difícil e dispnéia de esforço não existiam mais. Não tinha dores torácicas. A lesão pulmonar reduzira-se de dois terços. O paciente queria saber se devia ainda fazer alguma coisa, no âmbito da medicina tradicional, ou se podia continuar com o "seu" programa. Consultei meus colaboradores e decidimos adiar a utilização de outros protocolos de quimioterapia; a melhor coisa, com certeza, era manter o paciente sob controle e intervir somente se a doença piorasse. Até hoje, passado um ano, o senhor Giulio continua a gozar de ótima saúde: o tumor diminuiu ainda mais, as metástases cerebrais estão silentes, o "doente" continua com as práticas meditativas e a nós cabe apenas reconhecer um resultado excepcional.

Vários estudos estatísticos foram realizados para esclarecer se e como a aquisição de um estado mental, como o que se obtém com a meditação transcendental (MT), pode traduzir-se em benefícios clinicamente observáveis. Em uma rigorosa pesquisa publicada por M. Dillbeck, (52) os efeitos provocados pela MT são comparados com os conseguidos com técnicas simples de relaxamento. Os parâmetros escolhidos incluem a concentração de ácido láctico no plasma (índice bioquímico do trabalho muscular realizado e do grau de oxigenação dos tecidos), a freqüência respiratória e a resistência elétrica da pele, três índices fidedignos da ativação do sistema simpático e da resposta de estresse. A experiência de "calma profunda" experimentada durante a MT é acompanhada por uma redução drástica dos três parâmetros, com uma significativa diminuição dos valores, em relação à que se observa em sujeitos submetidos a relaxamento. Da mesma maneira, a MT provoca uma grande atenuação da sensação de ansiedade e da reação de pânico associada a uma ameaça (real ou percebida como tal). Particularmente surpreendente, porém, é a permanência no tempo desses efeitos benéficos. Enquanto os resultados obtidos com outras técnicas (ou com placebo) tendem a enfraquecer-se depois de meses, os obtidos com a meditação aumentam progressivamente, ainda que diminua a freqüência com a qual se recorre à prática.(53) Esse dado é mais evidente quando se considera a utilidade da MT como tratamento desintoxicante de alcoolizados e fumantes: a taxa de abandono dessas drogas, obtida graças à MT, é claramente superior à alcançada com terapias farmacológicas convencionais, mesmo se associadas a técnicas de relaxamento.(54) Os tratamentos convencionais, além disso, comportam uma clara diminuição da porcentagem de sucesso nos três meses seguintes ao final do tratamento, enquanto a taxa de resposta com a MT permanece estável ou tende até a aumentar nos dois anos sucessivos. No total, de 50 a 90% dos sujeitos colocados em programas MT abandonam o consumo de álcool e/ou de cigarros. Nos grupos tratados com medicamentos e/ou técnicas de relaxamento muscular a taxa de abandono é de 25 a 35%.

Para tentar explicar os efeitos produzidos pela prática meditativa foram levados em consideração vários parâmetros indicativos de reatividade atenuada do sistema nervoso simpático e de secreção reduzida das catecolaminas supra-renais. Durante a meditação observam-se consumo menor de oxigênio, freqüência respiratória mais baixa, abaixamento da pressão arterial e dos batimentos cardíacos, taxa mais baixa de ácido láctico no sangue.(52) Estudos que mediram a condutibilidade elétrica da pele e pesquisas que constataram que a prática regular da meditação reduz o nível de colesterol e de triglicérides, independentemente da adoção de eventuais restrições dietéticas, são demonstrações experimentais que sugerem que durante a MT ocorre uma atenuação do simpático e, mais em geral, da resposta de estresse.(55) A hipersecreção de noradrenalina e de cortisol que se segue a um estresse emocional determina uma maior mobilização dos ácidos graxos livres que, dos depósitos adiposos, são liberados no sangue e determina também uma produção maior de triglicérides e colesterol, dois fatores de risco de importância fundamental em muitas doenças cardiovasculares, principalmente na aterosclerose. A possibilidade de controlar esses parâmetros, intervindo diretamente sobre os neuromediadores que estão na origem da alteração metabólica, é de extrema importância sobretudo nos países industrializados, onde essa doença é assustadoramente difusa.

A meditação parece constituir uma *técnica específica contra o estresse*. Hans Seyle escreve sobre isso:

Os efeitos fisiológicos da meditação transcendental sobre o metabolismo, a respiração, a resistência elétrica da pele, os níveis de ácido láctico no plasma, as ondas encefalográficas e o sistema cardiovascular são exatamente opostos aos identificados pela medicina como característicos da resposta de estresse.(56)

Os efeitos da meditação são particularmente acentuados durante o exercício, mas tendem a manter-se também nos intervalos entre as sessões que, em geral, não ocupam mais do que vinte ou trinta minutos por dia. Parece assim que *o exercício dessa técnica produz uma transformação estável do estado mental*. Quem pratica MT relata experimentar um estado mental completamente diferente, caracterizado por maior lucidez cognitiva e por calma profunda; a primeira traduz-se em maior capacidade de atenção e elevado interesse em tudo o que se experimenta e faz, durante e depois da sessão meditativa. O estado de lucidez e a calma são experimentados durante a meditação como aspectos complementares de um único, especialíssimo estado de consciência que, de algum modo, provoca uma mudança no *estilo de pensamento*, tornando-o semelhante, por muitos aspectos, ao do artista.

No início do século XX, Petrovic I. Pavlov (estudioso que aderia aos módulos rigorosamente neopositivistas da racionalidade científica) afirmava que

os artistas abraçam a realidade no seu conjunto, como uma entidade viva e completa, indivisível. Os "pensadores" reduzem-na temporariamente a esqueleto. É só depois que recompõem os frangalhos e tentam insuflar a vida.(57)

Esses dois diferentes *estilos de funcionamento* do nosso cérebro entram em ação, segundo o estado dominante de consciência e, principalmente, em função do tipo de informação que a mente é solicitada a tratar. Um exemplo pode ajudar. Aqui estão dois textos:

1. As firmas concessionárias de autorização para a distribuição de medicamentos à base de fenfluramina e dexfenfluramina comunicaram ao Ministério da Saúde a suspensão espontânea da comercialização de seus produtos. Trata-se de anfetaminas alogenadas disponíveis no comércio sob diversas formas que, agindo sobre o sistema nervoso central, reduzem o apetite.
2. *Ilumino-me de imenso.*

O primeiro texto é um comunicado público do *Boletim de Informação sobre Medicamentos* do Ministério da Saúde; o segundo é uma poesia muito conhecida de Giuseppe Ungaretti. O primeiro é escrito em uma linguagem "digital" que pode sofrer inúmeras modificações: podem ser usados sinônimos, algumas passagens podem ser invertidas, sem que o trecho perca o significado. Diante da pergunta: "De que tema se trata?", a resposta é fácil e unívoca. Não existem significados ocultos, nem duplo sentido.

O segundo texto, ao contrário, é construído com linguagem "analógica": não descreve nem explica nada, mas suscita *sentimentos* no leitor, evoca *imagens*, faz nascer *emoções*, em poucas palavras "ativa" um sistema operacional específico, se a informação é recebida de modo adequado. A linguagem desse texto é eminentemente simbólica e metafórica: nenhuma parte pode ser modificada sem que o inteiro constructo perca "valor informativo". É, em resumo, um *todo arquitetônico* e não se poderia suprimir, substituir ou simplesmente deslocar um só dos elementos, sem desvirtuar o significado global e comprometer o impacto sobre o leitor.

As conseqüências desse fato são importantes. A primeira, óbvia, é que não se pode exprimir completamente em linguagem digital o que se aprende ou experimenta escutando ou lendo uma comunicação analógica. Querer conduzir uma informação analógica, simbólica e metafórica para o canal das categorias analíticas e racionais é, na melhor das hipóteses, uma estupidez. *A poesia comunica, antes ainda de ser entendida.* Este é o ponto: os dois textos apelam para duas modalidades perceptivas e cognitivas distintas da mente, e é por isso que Blaise Pascal gostava de repetir:

O coração tem razões que a própria razão desconhece.

Trata-se propriamente de *dois domínios distintos de realidade e de conhecimento*, cuja aquisição passa por estados mentais ou subsistemas operacionais diferentes. Em outros termos, segundo o aspecto do "mundo" que é preciso entender – ou no qual é preciso intervir –, uma das duas linguagens será mais adequada do que a outra. É muito provável que os mecanismos biológicos que controlam a ativação do "guardião interno" sejam mais sensíveis e mais facilmente ativáveis por intermédio da linguagem analógica.

Essa característica, por exemplo, foi aproveitada pela publicidade, cuja mensagem contorna propositadamente o filtro da consciência analítica e racional e acaba dirigindo-se diretamente ao hemisfério direito, condicionando suas necessidades, escolhas e conseqüentes reações comportamentais e somáticas. Ao hemisfério direito dirigem-se diretamente as alusões (ingredientes fundamentais da linguagem metafórica), imagens e sugestões que constituem, no conjunto, o instrumento por intermédio do qual a mensagem promocional da publicidade impõe seus produtos. Também as terapias psicológicas baseiam-se na linguagem analógica; seria um pouco ilusório pensar em tratar qualquer doença mental recorrendo a argumentos lógicos, analíticos e racionais para sugerir ao paciente uma "nova idéia" do mundo e de si próprio, para modificar aquela visão construída do problema que causa seu mal-estar e/ou doença. Esse tipo de intervenção é possível somente se o hemisfério esquerdo "crítico e raciocinador" for colocado fora de circuito.

O hemisfério direito pode ser ativado por um complexo conjunto de fatores – cuja sucessão ordenada constitui um *ritual* – entre os quais a modalidade de respiração é muito importante. Os estudos de D. Werntz (58) demonstraram que, ao lado dos episódios de *common every day trance*,[6] existe uma alternância rítmica no ciclo respiratório nasal: quando a narina esquerda está aberta, o eletroencefalograma apresenta uma atividade maior no hemisfério direito e vice-versa. Mudando voluntariamente o ritmo respiratório (fechando, por exemplo, uma das narinas), é possível mudar a dominação hemisférica e produzir um aumento de atividade no hemisfério oposto à narina que permanece aberta. O quanto as narinas são importantes para condicionar a ativação preferencial de um hemisfério em relação ao outro é confirmado por um simples experimento ao qual eu mesmo recorro com freqüência: aconselha-se a quem sofre de hemicrania tapar uma das narinas e respirar *exclusivamente* com a que está do lado da dor de cabeça. Depois de três ou quatro minutos a hemicrania desaparece. Respirar por uma narina só provavelmente comporta uma redistribuição dos fluxos vasculares; ou talvez coloque em jogo alguma outra função desconhecida.

Esses dados deram algumas confirmações experimentais ao que os mestres iniciáticos vêm repetindo há milhares de anos: a respiração pode influenciar a modalidade por intermédio da qual a mente entra em relação com o mundo externo e com o próprio corpo. A técnica de respiração encontra-se na base de todas as práticas meditativas e possibilita ao iniciado intervir nos fluxos energéticos que, mediante os invisíveis canais (meridianos) que percorrem o organismo, redistribuem-se onde é necessário (59). A modulação da respiração por meio da alternância das narinas ou mediante a adoção da chamada "respiração inversa" parece estimular a atividade do hemisfério direito e favorecer os processos autônomos de autocura.

---

6. Veja no Capítulo 5, "Estados mentais e sistemas operacionais", p. 127.

Um caso relativo à utilização oncológica dessas técnicas bastante antigas vem justamente da China, da história de Guo Ling.(60) Com pouco mais de trinta anos, Guo Ling, uma moreninha pequena e travessa, que passara por vários episódios de luto familiar, recebeu um diagnóstico de câncer ovariano avançado. Foi internada e tratada em vários centros chineses e estrangeiros, submetendo-se a repetidas cirurgias. Era o fim da década de 1970, e ainda não se dispunha de uma quimioterapia eficaz para as neoplasias das glândulas sexuais femininas. Guo Ling teve a enésima recaída e, desta vez, foi aconselhada a "ir para casa" e esperar a morte com "serenidade". Mas Guo Ling reagiu. Por muitos anos praticara – como muitos na China – a milenar arte do tai chi que se serve de uma forma de respiração associada à meditação, conhecida como chi kung (ou chi qong, segundo a transliteração adotada). Essa técnica era utilizada na prevenção de doenças, no tratamento de algumas enfermidades específicas e, mais em geral, para combater as conseqüências do envelhecimento e manter mente e corpo jovens e ativos. Guo Ling dedicou-se ao chi kung, fazendo também algumas modificações no que os chineses chamam "meditação em movimento" e que consiste em exercícios respiratórios associados à movimentação de pernas, braços, torso e quadris.

Um pouco por vez, para surpresa dos médicos e dos amigos, Guo Ling começou a melhorar e, ao final, de modo extraordinário, sarou. Guo Ling não ficou só nisso. Transferiu-se para Xangai, formou o Guo Ling Chi Kung, uma academia integrada de artes marciais e de práticas salutares. Um de seus primeiros alunos foi certo Wang, engenheiro, doente por sua vez de câncer, que se aproximara da escola de Ling mais para contentar as exortações de sua mulher do que por convicção. Também Wang, para surpresa de muitos, começou a melhorar até que não restou nenhum vestígio da doença. Os médicos puderam apenas atestar o resultado obtido, sem fornecer explicações (61). Até hoje, os Guo Ling Chi Kung Clubs, que se difundiram por todo o país, contam com mais de 40 mil sócios e incluem centenas de casos das chamadas "curas milagrosas".

Deus se serve de coisas simples para confundir os sábios

Falando de curas extraordinárias, é preciso mencionar os casos bastante particulares em que a regressão da doença foi obtida em virtude da (suposta) intervenção de um fator de ordem sobrenatural.

O primeiro caso registrado pela literatura científica é relatado por S. L. Shapiro e refere-se às vicissitudes de uma monja, sóror Gertrude, da Ordem das Freiras da Caridade:

> O diagnóstico pré-operatório indicava um câncer no pâncreas e, no dia 5 de janeiro de 1935, foi submetida a uma laparotomia exploratória. A cabeça do pâncreas resultou três vezes maior do que o normal. A paciente era inoperável e o prognóstico trágico. Foi feita uma biópsia e o abdome foi fechado novamente... As demais irmãs intercederam junto à madre Seton, fundadora da Ordem. Em uma série de novenas, imploraram-lhe que salvasse a vida de sóror Gertrude, para permitir que continuasse sua obra de misericórdia. Inesperadamente, ela começou a melhorar. Teve alta do hospital dia 1º de fevereiro e retomou seus deveres dia 1º de março. Continuou em seu duro trabalho por mais sete anos depois da operação. Morreu de enfarte em 20 de agosto de 1942... Na autópsia... não foi encontrado nenhum vestígio de carcinoma no pâncreas.(62)

Os argumentos usados para explicar casos como este, em campo científico, valem tanto quanto uma *opinião*, por mais respeitável que seja. Mas o fato em si – como muitos outros relatados pela literatura científica ou que acabam sob a observação dos médicos – não é objeto de dúvida. O primeiro dever de um cientista é o de registrar fielmente o fenômeno, examiná-lo, descrevê-lo, deixando para explicá-lo em um momento sucessivo, quando os conhecimentos científicos o permitam. Alguma coisa será compreendida depois; algum outro aspecto não será nunca explicado. A existência do chamado "milagre" coloca de modo inconfundível o problema da existência de um "fator X", de uma variável oculta na equação mente–corpo–espírito (para quem acredita, é claro), que não aparece nos diagramas médicos. Que fé e crença em determinados preceitos (metafísicos, éticos e comportamentais) possam influenciar sensivelmente o estado de saúde é uma idéia irônica para a maior parte dos médicos de hoje, muitos dos quais, principalmente se ocupados no ensinamento universitário e acadêmico, recusam-se a enfrentar o problema, colocando barreiras de ordem ideológica e institucional.

Não era essa provavelmente a opinião de clínicos ilustres de um passado distante (mas não muito), como sir William Osler, que gostava de escrever sobre a "fé que cura", uma hipótese retomada e desenvolvida por uma profusão de respeitáveis estudiosos como Emile Durkheim, Sigmund Freud, William James, Carl Gustav Jung, Bertrand Russel, Albert Ellis, todos concordes (apesar das diferentes posições, formação cultural e filosófica) em considerar que a religião, no bem e no mal, pode influenciar o bem-estar psicofísico e, portanto, deveria ser objeto de uma análise atenta a partir desse específico ponto de vista. Com a permissão dos céticos (atrás dos quais se refugia com freqüência um exército de ignorantes), as primeiras confirmações de uma efetiva e insuspeita associação entre estado de saúde e adesão a uma fé religiosa vieram da publicação dos resultados de uma pesquisa científica. O autor desse estudo era C. Jenkins, um dos primeiros a demonstrar um nexo claro entre fatores psicossociais e doenças cardiovasculares e um dos precursores, também, em identificar que a freqüência de determinada doença, em uma comunidade, varia em função da religião a que se pertence.(63)

Muitos outros trabalhos sucederam-se desde então e cada um deles tratou o assunto com grande rigor, submetendo os dados aos mesmos procedimentos de análise utilizados para examinar se um novo parâmetro age ou não como fator de risco. Em termos estatísticos tudo isso nos obriga a fazer três perguntas fundamentais: existe uma associação epidemiológica entre fé e estado de saúde? Se sim, é significativa? A relação entre os dois aspectos é tal que uma possa ser considerada "causa" da outra?

Os primeiros estudos realizados sobre comunidades religiosas (mórmons, adventistas do sétimo dia, judeus ortodoxos), nas quais se solicita rigorosa adesão a vários preceitos normativos e comportamentais (que prevêem, entre outras coisas, abstinência de álcool, fumo, relações promíscuas e, muitas vezes, do consumo de carne), têm demonstrado que essa associação existe e refere-se em particular a um baixo risco de hipertensão, enfarte, doenças cardiovasculares, câncer do corpo do útero e do colo e outras formas neoplásicas.(64)

De modo geral, pertencer a uma comunidade religiosa na qual a fé é vivida com transporte e coerência parece estar associado a um índice mais baixo de mortalidade e freqüência mais baixa de várias doenças: a incidência de tumores é geralmente menor do que a registrada em populações da mesma idade, mesma classe social, mesma proveniência geográfica e hábitos alimentares; são melhores também os índices de eficiência do aparato cardiovascular, assim como o tom do humor e os parâmetros de bem-estar psicofísico (principalmente entre as pessoas idosas) (65). Não só, quanto mais alto é o grau de envolvimento religioso, melhor é o estado de saúde (66). De 27 estudos, 22 demonstraram com certeza esse aspecto, fornecendo dados tão significativos que os autores propuseram a instituição de um ramo da epidemiologia voltado à avaliação do impacto da religião sobre o estado de saúde.(67)

A maioria das pesquisas foi realizada com grande rigor e com amostras extensas de população: é improvável, portanto, que o fenômeno se deva à simples casualidade; é mais provável que entre fé e curas miraculosas subsista uma relação de causa e efeito.

O conceito de causalidade em epidemiologia é muito controvertido. A. B. Hill (68) propôs uma lista de nove critérios que, mesmo não sendo suficientes para fornecer a prova de causalidade, refletem melhor a natureza multifatorial dos processos implicados na origem e na cura das doenças. Os critérios sugeridos por Hill foram atentamente utilizados por Jeffrey S. Levin da Eastern Virginia Medical School que, ao concluir um estudo rigoroso, declarou:

Examinando as evidências à luz dos critérios de Hill, o resultado não pode ser considerado definitivo, mas é promissor. Avaliando a literatura em termos de *consistência, plausibilidade e analogia*, a resposta é certamente sim. Em termos de *coerência*, a resposta é provavelmente afirmativa, mas ainda não podemos ter certeza. Em termos de *temporalidade* e de *gradiente biológico*, os dados não são suficientes para formular uma resposta, ainda que algumas pesquisas realizadas no campo gerontológico possam transformar a resposta em um sim. Em termos de *força* e *experimento* ainda faltam dados. Enfim, o critério da *especificidade* não é aplicável nesses casos.(65)

Essas considerações são de enorme importância em um âmbito que, de qualquer modo, por inúmeros aspectos, parece prescindir totalmente do conceito positivista de causalidade já que, por definição, não parece ser extensível a *todas* as categorias de eventos. Com grande lucidez, Carl Gustav Jung escrevia:

> A ligação entre os eventos é, em certas circunstâncias, de natureza diferente da causal e exige um princípio interpretativo diferente...
> A chamada concepção científica, portanto, é apenas um ponto de vista parcial, lacunoso em sentido psicológico, que negligencia todos aqueles aspectos – por nada irrelevantes – que não é possível apurar estatisticamente.(69)

Bem mais difícil é excluir os fatores "que confundem". Implica estabelecer se o efeito observado depende realmente das características intrínsecas (espirituais) da prática religiosa ou se deve à presença de "fatores associados" como a adaptação a prescrições dietéticas, salutares, éticas etc.

Várias experiências parecem, porém, confirmar a primeira hipótese. Padre De Orio, que semanalmente celebra missa no Memorial Auditorium de Worcester, dedicou a vida toda ao apoio espiritual e material de doentes graves. Foram muitos os pacientes – todos cuidadosamente registrados e tratados pela ciência médica – que, graças ao encontro com esse homem extraordinário, conseguiram superar um túnel aparentemente sem saída. Não é por acaso que, durante a homilia, Padre De Orio, miúdo, tímido, transforma-se em orador apaixonado,

> capaz de levar os fiéis a um estado muito próximo ao êxtase. Sugere-lhes, assim, abandonar-se, renunciar ao *estado habitual de consciência*, sentir o corpo tornar-se leve, enquanto se estabelece contato com uma fonte de infinita potência. Descendo do altar, em meio aos fiéis, continua a murmurar ao microfone suas sugestões: "A medicina é só um instrumento, como eu. Sou apenas o interruptor da luz de Deus. Não sou o espírito. Fui chamado *para colocá-los em contato com a essência espiritual que vocês mesmos possuem*". (70)

O processo de cura pode ser desencadeado pela fortíssima carga emocional associada a *ritos* desse tipo, pela solidariedade ativa que comporta, pelas expectativas que são alimentadas, em suma, por todos aqueles elementos que, incidindo diretamente sobre a capacidade de compreensão mitológica e simbólica, conseguem modificar o estado mental e produzir uma consciência mais profunda. A oração, de modo especial, mesmo deixando de lado considerações de caráter transcendental que extrapolam o âmbito (e a capacidade de análise) do método científico, implica uma série de reações em cascata que favorecem o acesso a um estado de consciência outro, às vezes muito semelhante ao que experimentam os praticantes de meditação ou de auto-hipnose profunda.

Um ótimo estudo realizado com o método "duplo-cego" por R. Byrd (71) demonstrou que o exercício constante de "rezar" permite que se chegue a um prognóstico melhor em pacientes com doenças cardiovasculares do que em pacientes de um grupo de controle que não professam nem praticam nenhuma fé. Resultados semelhantes foram relatados episodicamente em alguns casos de câncer, controlados com extremo rigor do ponto de vista médico. Uma experiência emblemática ocorreu com a senhora Muriel Bourne-Mullen. Enfermeira profissional, católica devota e praticante, em 1987 descobriu ter câncer no seio. Depois de seis meses a doença estendera-se ao fígado e aos pulmões. Restavam-lhe apenas alguns meses de vida.

Muriel não era uma paciente qualquer: filha de um oficial inglês que prendera Mahatma Gandhi, casada com um oficial que era guarda-costas de Indira Gandhi, Muriel era objeto de atenção especial por parte da equipe hospitalar. Tentara-se de tudo: tratamentos hormonais, quimioterapias, tudo o que a ciência médica oferecia. Mas não servira a nada.
Muriel transcorrera as primeiras semanas entregue ao desespero e ao desconforto. Depois, na época do Natal, quando toda a família – distante e próxima – se reunira a ela para apoiá-la naquele momento difícil, recuperou coragem e força de vontade.

Procurou, com paixão, conforto nas orações. Suplicou a Santa Rita, padroeira das causas perdidas. Com o fervor da menina que um dia freqüentara o catecismo, rezou todos os dias ladainhas em homenagem à Mãe de Deus: "Santa Virgem Maria, ninguém que pediu tua proteção, implorou tua ajuda, invocou tua intervenção, foi jamais abandonado". Implorou perdão, rogou que a saúde lhe fosse restituída e o "câncer desaparecesse e fosse embora". Era um pedido difícil, até mesmo para o Ser divino, mas Muriel estava habituada a coisas prodigiosas... às vezes *a verdade supera a imaginação.*

Depois do Natal, Muriel começou a ganhar peso. O tumor contraiu-se até desaparecer completamente, como foi confirmado por radiografias, biópsias e tomografia. Os pulmões voltaram completamente ao normal. Os tumores que haviam ocupado quatro lobos do fígado deixaram como vestígio uma formação de tecido cicatricial.(72)
O caso de Muriel, ao contrário do que acontece em geral, foi regularmente publicado, como era justo, pela conceituada revista *Gut.*(73) A história da paciente é esboçada em poucas e ligeiras palavras. Coloca-se em evidência que nenhum tratamento fora prescrito porque se pensava que até tentar era inútil. Os resultados assombrosos são minuciosamente descritos e, junto destes, é citada uma longa e pedante lista de causas possíveis. O artigo acaba ressaltando que a cura pode, sem dúvida, ser definida

como *espontânea*, mas omite "qualquer referência à experiência espiritual de Muriel ou às orações ferventes, que não fazem parte de nenhum plano terapêutico".(74)

Não é de admirar que um registro insipiente e truncado de importantes testemunhos não nos ajude a compreender os fatos.

Em segundo lugar, talvez não seja casual o fato de que "curas espontâneas", subordinadas à intervenção de caráter "miraculoso", aconteçam na maioria das vezes a pessoas simples, de baixo nível cultural, intensamente ligadas a preceitos religiosos e que não interpõem demasiada análise crítica entre si e um poder supremo. Em casos assim, os efeitos deletérios e bloqueadores que o hemisfério esquerdo exerce sobre a atividade mítico-imaginativa, simbólica e alegórica (e portanto também "religiosa") do hemisfério direito estão fortemente inibidos. A atitude "receptiva" e "imaginativa" possibilita enquadrar os fenômenos (positivos e negativos) em uma perspectiva em que fatos e acontecimentos transformam-se em *sinais* e adquirem um significado profundo que é interpretado pela pessoa em termos simbólicos e pode transformar modos de pensar, estilos de vida, escolhas comportamentais, modalidade de reação psicobiológica. O impacto, em geral, é fortíssimo e arrasador. O seguinte testemunho pode nos fazer refletir sobre isso:

> Uma noite senti uma bola de fogo no peito e pensei que morreria. Mas entendi que a *mensagem do Ser supremo* era a de que sobreviveria. A partir daquele momento comecei a sarar. *Como iria viver a vida que me era doada*? Eu tinha de mudar e mudei.(75)

Na afirmação desse paciente que experimentou uma cura "miraculosa", os pontos salientes são dois. O primeiro é que o encontro com uma doença importante representa muitas vezes a primeira e única ocasião em que uma pessoa do século XX encontra-se frente a frente com a realidade da *morte*. As sociedades "modernas" desenvolveram-se acreditando na enganadora ilusão de que seja possível retardar e remover a própria existência da morte, pensamento este que causa incômodo exatamente por não se enquadrar em uma visão metafísica da vida, já inteiramente dobrada à lógica racional e materialista. Sobre isso, Susan Sontag escreve:

> Para os que vivem sem o consolo que a religião dá a respeito da morte e sem um sentimento da morte... como fato natural, a morte é o *mistério obsceno*, a afronta suprema, a coisa que não é possível controlar. Pode-se apenas negá-la.(76)

A nossa existência é marcada pelos extremos da vida e da morte, dois momentos em que a compreensão escapa aos instrumentos de análise sistemática e racional que acabaram se impondo a nós, em prejuízo da interpretação mítica e simbólica da existência, que era prerrogativa da cultura tradicional e também uma exigência indispensável que temos. A dominância do hemisfério esquerdo, que é uma aquisição fisiológica recente,[7] acabou projetando-se na cultura e na estrutura da sociedade, relegando as características e as prerrogativas do cérebro direito à categoria de servas auxiliares, subordinadas e negligenciadas. É duvidoso que diante da morte possível e *real* alguém desenvolva uma "es-

---

7. Do ponto de vista da antropologia e da psiquiatria moderna, a dominância do hemisfério esquerdo é uma característica das sociedades industrializadas (mas não necessariamente de todas as comunidades do século XX: é suficiente lembrar a forma de pensamento das populações centro-africanas ou de muitas áreas da América do Sul e da Ásia) e começou a aparecer apenas nos últimos 3 ou 4 mil anos e "não se pode excluir que o hemisfério direito também possa ter sido dominante, durante a evolução da espécie" (veja V. Andreoli, *A norma e a escolha*, Milão, Mondadori, 1984, pp. 91 e ss.). As expressões da cultura do mito e do símbolo, às quais correspondem funções específicas delegadas principalmente ao hemisfério direito, "*não são aberrantes ou incompreensíveis, mas resultado de uma estruturação encefálica alcançada ao longo da história evolutiva dos seres vivos. São diferentes das expressões racionais, com as quais, porém, coexistem dinamicamente, em uma integração que só pode ser separada com meios artificiosos*" (ib., pp. 93-4). Essa tendência a relegar a "folclore" e a deixar cair no esquecimento tudo o que não cabe no racionalismo científico condiciona e empobrece a ciência médica e toda a cultura neopositivista e materialista do século XX.

tratégia racional" eficaz: essa é uma situação em que *o hemisfério direito, com todas as suas faculdades, reapropria-se de um papel e de um direito*; muitas vezes isso se traduz em mudanças dramáticas e imprevisíveis que envolvem todo o ser em um tipo de palingenesia.*
A chave dessa catarse está com freqüência na percepção de Deus como uma entidade próxima, com quem se pode construir uma relação de *eterna aliança*. O *segredo*, como atestam numerosas curas miraculosas, está nisso: na descoberta do Amor de Deus:

> Deus me ama como pessoa, não em senso geral. Deus me ama mesmo que eu não valha nada, que seja um coitado, inválido, drogado, que tenha aids e esteja arruinado, mesmo que eu seja um criminoso, Deus me ama. Quando descobri isso, encontrei uma razão para viver... só o Amor pode regenerar o fogo reparador.(77)

Diante de certas demonstrações de fé *vivida*, creio que haja bem pouco a refletir em termos científicos: os "milagres" da fé, comprovados por centenas de curas "inexplicáveis" (é suficiente pensar no que acontece em Lourdes ou em San Giovanni Rotondo!*), estão aí, tentando dizer alguma coisa e é incrível que se tente cancelar a existência desses episódios, indiscutivelmente verdadeiros e possíveis. A fé vivida em um Deus "ativo", não indiferente aos destinos humanos e que, ao contrário, nos ama, preocupa-se conosco e intervém com benevolência nos eventos da existência, possibilita às pessoas que vivem a vida com esse espírito reconhecer uma ordem nas coisas, onde outros vêem apenas confusão, adversidade, caos ou simples coincidência.

Para muitos indivíduos, o câncer, e a ameaça de morte a ele associada, acaba representando uma ocasião para perceber que têm uma *vida* (em um mundo que manifesta tanto desprezo e indiferença por esse bem insubstituível) e perguntar-se o que é *aquela* vida, como se desenrolou até aquele momento e como

---

* Renascimento sucessivo do mesmo indivíduo. (N.T.)
** San Giovanni Rotondo é a cidade natal do papa João XXIII, no norte da Itália, e tornou-se, assim como Lourdes, meta de peregrinação religiosa. (N.T.)

merece ser vivida. São perguntas importantes, perturbadoras. Para estas, o cérebro, seu hemisfério esquerdo com toda a louvada "racionalidade", não tem resposta adequada. Diante dessas experiências, o ser humano toma decisões *únicas e irreproduzíveis*, que, muitas vezes, o tornam "outro". É assim tão assombroso que essas *transmutações alquímicas* traduzam-se em um funcionamento diferente da "*network* neuroimunoendócrina", *em um estado mental* que mobiliza as energias interiores e ativa o *guardião interno da saúde*?

Referências bibliográficas

(1) ANGELL, M. *New Eng. J. Med.*, 1985, 312: 1570.
(2) CASSILETH, B.; MILLER, D. S.; MILLER, C.; LUSCK, E. J. e BROWN, L. *New Eng. J. Med.*, 1985, 313: 1356.
(3) CASSILETH, B.; LUSCK, E. J.; MILLER, D. S.; BROWN, L. L. e MILLER, C. *New Eng. J. Med.*, 1985, 312: 1551.
(4) Citado por N. Cousins no prefácio de: LOCKE, S. e COLLIGAN, D. *Il guaritore interno*, Florença, Giunti, 1990, pp. 7 e ss.
(5) SPIEGEL, D., entrevista a M. BARINAGA, Can psychotherapy delay cancer deaths?. In: *Science*, 27 de outubro de 1989, 246: 888.
(6) HIRSHBERG, C. e BARASCH, M. I. *Guarigioni straordinarie*, Milão, Mondadori, 1995, pp. 274 e ss.
(7) SPIEGEL, D.; KRAEMER, H. C.; BLOOM, J. R. e GOTTHEL, E. *The Lancet*, 14 de outubro de 1989, 888.
(8) FAWZY, F. I.; FAWZY, N. W.; HYUN, C. S.; ELASHAFF, R.; GUTRHRIE, D. e MORTON, D. L. *Arch. Gen. Psychiat.*, 1993, 50: 681.
(9) GROSSARTH-MATICEK, R.; SCHMIDT, P.; VETTER, H. e ARNDT, S. *J. Consult. Clin. Psychol.*, 1992, 60: 552.
(10) DAVIS, H. *Psychobiol. Rep.*, 1986, 59: 967.
(11) BURISH, T. G.; SNYDER, S. L. e JENKINS, R. A. *J. Consult. Clin. Psychol.*, 1991, 59: 518.
(12) JAMISON, R. N.; BURISH, T. G. e WALLSTON, K. A. *J. Clin. Oncol.*, 1987, 5: 768.
(13) FUNCH, D. P. e MARSHALL, J. *J. Psychosom. Med.*, 1983, 27:77.
(14) ROGENTINE, G. N., VAN KRAMMEN, D. P.; FOX, B. H.; DOCHERTY, J. P.; ROSEMBLATT, J. E. e BOYD, S. C. *Psychosom. Med.*, 1979, 41: 647.
(15) RICHARDSON, J. L.; ZARNEGAR, Z.; BISNO, B. e LEVINE, A. *J. Psychosom. Res.*, 1990, 34: 189.

(16) RICHARDSON, J. L.; LANDRINE, H. e MARKS, G. Does psychological status influence cancer patient survival?. In: LEWIS, C. E.; O'SULLIVAN, C. e BARRACLOUGH, J. *The psychoimmunology of cancer*, Oxford, Oxford Medical Publications, 1994, pp. 228 e ss.
(17) GREER, S.; MORRIS, T.; PETTINGALE, K. W. e HAYBITTLE, J. L. *The Lancet*, 1990, 335: 49.
(18) BERNHEIN, H. *Suggestive therapeutives: a treatise on the nature and use of hypnotism*, Westport Cnn., Associated Booksellers, 1957.
(19) BLACK, S. *Mind and body*, Londres, William Kimber, 1969, p. 193.
(20) BLACK, S. *Br. Med. J.*, 1963, 13 de abril, p. 990.
(21) Para uma resenha sobre este assunto, veja: BOWERS, K. S. e KELLY, P. *J. Abnorm. Psychol.*, 1979, 88(5): 490.
(22) GELHORN, E.; KIELY, W. F. *J. Nerv. Ment. Dis.*, 1972, 154: 399.
(23) HILDEGARD, E. R. *Hypnotic susceptibility*, Nova York, Hartcourt, Brace and World, 1965.
(24) COLLISON, D. A. *Med. J. Australia*, 1975, 1: 776.
(25) CEDERCREUTZ, C. Hypnotic treatment of 100 cases of migraine. In: FRANKEL, H. F. e ZAMANSKY, H. S., *Hypnosis at its bicentennial*, Nova York, Plenum, 1978.
(26) HILGARD, E. R. e HILGARD, J. R. *Hypnosis in the relief of pain*, Los Altos, California, Kaufmann, 1975.
(27) STERN, J. A.; BROWN, M.; ULETT, G. A. e SLETTEN, I. *Ann. New York Acad. Sci.*, 1977, 296: 175.
(28) WHITE, L.; TURSKY, B. & SCWARTZ, G. *Placebo: clinical implications and new insights*, Nova York, Guilford Press, 1985.
(29) BARBER, T. X. *Advances*, 1984, 1 (2): 7.
(30) LOCKE, S. e COLLIGAN, D. *Il guaritore interno*, p. 143, Florença, Giunti, 1990.
(31) LOCKE, S. e COLLIGAN, D. Op. cit., pp. 229 e ss.
(32) LOCKE, S. e COLLIGAN, D. Op. cit., p. 230.
(33) LOCKE, S. e COLLIGAN, D. Op. cit., p. 231.
(34) HALL, H. R. *Int. J. Neurosci.*, 1992, 63: 287.
(35) ZACHARIAE, R.; BJERRING, F. e ARENDT-NIELSEM, L. *Allergy*, 1989, 44: 537.
(36) SIMONTON, O. CARL; MATTHEWS-SIMONTON, S. e CREIGHTON, J. L. *Ritorno alla salute (getting well again)*, Milão, Armenia Ed., 1996, p. 13.
(37) FRANCK, J. *Psychother. and Psychosom.*, 1973, 22: 269.
(38) HOLDEN, C. *Science*, 1978, 200: 1363.

(39) CARTER, S. *Immunotherapy in man*, American Scientist, 1976, 64: 418.
(40) BIZZARRI, M.; GASPARI, A. e LAGANÀ, A. *Terapia medica dei tumori solidi*, Roma, Book and Byte Ed., 1996.
(41) Para uma ampla resenha sobre esse argumento veja: *Biologic therapy of cancer*, aos cuidados de DE VITA, V. T.; HELLMAN, S.; ROSENBERG, S. A.; LIPPINCOTT, J. B., Filadélfia, Comp., 1991.
(42) BELL, J. W. *Am. J. Surg.*, 1970, 120: 804.
(43) HIRSHBERG, C. e BARASCH, M. I. Op. cit., pp. 267 e ss.
(44) BELL, J. W.; JESSEPH, J. E. e LEIGHTON, R. S. *J. Thor. Cardiov. Surg.*, 1964, 48(6): 984.
(45) MAYERLE, J. W. Testemunho gravado por Bolotin, R. Cancer can be conquered. In: *The Saturday Evening Post*, maio de 1974, pp. 24-9.
(46) HIRSHBERG, C. e BARASCH, M. I. Op. cit., p. 112.
(47) PENISTON, E. G. e KULKOWSKY, P. J. *Med. Psychother.*, 1991, 4: 1.
(48) Citado in: HIRSHBERG, C. e BARASCH, M. I. Op. cit., pp. 273-4.
(49) LeSHAN, L. L. e GASSMAN, L. M. *Am. J. Psychother.*, 1958, 12: 723.
(50) MACKENZIE, J. N. *Am. J. Med. Sci.*, 1886, 91: 45.
(51) DANIELE, D. *Chi è felice non si ammala*, Milão, Mondadori, 1993, p. 40.
(52) DILLBECK, M. C. e ORME-JOHNSON, D. W. *Am. Psychologist*, 1987, 42: 879.
(53) ALEXANDER, Ch. N.; ROBINSON, P.; ORME-JOHNSON, D. W.; SCHNEIDER, R. H. e WALTON, K. G. *Homeostasis*, 1994, 35(4-5): 243.
(54) GEISLER, M. *Zeit. Klin. Psychol.*, 1990, 7: 235.
(55) COOPER, M. J. e AYGEN M. *J. Human stress*, 1979, 5: 24.
(56) SEYLE, H. *Transcendental meditation discovering inner energy and overcoming stress*, Nova York, Delacorte Press, 1975.
(57) Citado in: DE MENDOZA, J-L. L. *Cervello destro e cervello sinistro*, Il Saggiatore, 1996, p. 101.
(58) WERNTZ, D. *Cerebral hemispheric activity and autonomic nervous function*, S. Diego, University of California.
(59) *NEI CHING, canone di medicina interna dell'imperatore giallo*, curador VEITH, I., Roma, Ed. Mediterranee, 1995.
(60) SHEN, G. J. *Advances*, 1986, 3(4): 139.
(61) Institute of Noetic Sciences. *The heart of healing*, Atlanta, Turner Pub. Inc., 1993, p. 131.
(62) SHAPIRO, S. L. *Eye, ear, nose, throat monthly*, 1967, 46(10): 1306.

(63) JENKINS, C. D. *N. Eng. J. Med.*, 1971, 284: 244.
(64) TROYER, H. *Soc. Sci. Med.*, 1988, 26: 1007.
(65) LEVIN, J. S. e SCHILLER, P. L. *J. Religion Health*, 1987, 26: 9.
(66) GARDNER, J. W. e LYON, J. L. *Am. J. Epidemiol.*, 1982, 116: 243.
(67) LEVIN, J. S. e VANDERPOOL, H. Y. *Soc. Sci. Med.*, 1989, 24: 589.
(68) HILL, A. B. *Proc. R. Soc. Med.*, 1965, 58: 1217.
(69) JUNG, C. G. *La sincronicità*, Turim, Boringhieri, 1988. [No Brasil editado sob o título *Sincronicidade*, 5ª ed., Petrópolis, Vozes, 1991.]
(70) HIRSHBERG, C. e BARASCH, M. I. Op. cit., p. 130.
(71) BYRD, R. C. *S. Med. J.*, 1988, 81: 826.
(72) HIRSHBERG, C. e BARASCH, M. I. Op. cit., pp. 150 e ss.
(73) AYRES, R. C. S. *Gut*, 1990, 31: 722.
(74) NORDENSTROM, B. E. W. *Biologic closed electric circuits: clinical, experimental and theoretical evidence for an additional circulatory system*, Estocolmo Nordic, Medical Publications, 1983, pp. 1-10.
(75) HIRSHBERG, C. e BARASCH, M. I. Op. cit., p. 200.
(76) SONTAG, S. *Malattia come metafora*, Milão, Einaudi, 1980, p. 46.
(77) A.A. V.V. *The heart of healing*, Atlanta, Turner Broadcasting System, Inc., 1993.

A biologia da esperança

> Tenho certeza de que quando a fisiologia tiver progredido o suficiente, poeta, filósofo e médico vão se entender reciprocamente.
>
> *Claude Bernard*

O comentário de Santo Agostinho

A mais antiga notícia de cura "espontânea" foi dada por Santo Agostinho em *De civitate Dei*. É interessante deter-se nesse trecho que contém algumas notícias de sabor surpreendentemente moderno:

> Certa Innocenza, mulher religiosíssima... tinha um câncer na mama, um caso, segundo os médicos, não tratável com medicamentos. Em geral, corta-se o tumor, amputando a parte do corpo em que se encontra; ou então, para prolongar um pouco a vida do doente... executa-se a sentença atribuída a Hipócrates: abandona-se qualquer tratamento. Innocenza, informada de tudo por seu médico, bastante experiente e muito amigo da família, apelou apenas a Deus e às orações. Nas proximidades da Páscoa, ela foi exortada, por intermédio de um sonho, a olhar em direção ao batistério, para o lugar reservado às mulheres e pedir, à primeira mulher batizada que encontrasse, que fizesse o sinal-da-cruz sobre o ponto doente. Assim fez e imediatamente sarou. O médico que lhe dissera para não fazer nenhum tratamento se quisesse viver um pouco mais,

examinou-a em seguida e encontrou-a em plena saúde. Com o mesmo exame, antes, constatara a doença. Por isso, perguntou-lhe com insistência que tratamento fizera, desejoso de conhecer, como é fácil supor, o medicamento capaz de embaralhar a sentença de Hipócrates. Ao ouvir como fizera, o médico com voz despreziva e uma expressão que a fez temer que insultasse Cristo, deu esta resposta: "Pensava que me revelarias algo incrível".(1)

A narrativa agostiniana traz à luz um evento "extraordinário" (a cura de um câncer), correlaciona-o, na sua ótica, à intervenção sobrenatural de Deus (o milagre) e não deixa de sublinhar o ceticismo que caracteriza a atitude dos médicos em casos como esse, tanto ontem quanto hoje. Não há nada que os enfureça mais que ter de constatar a existência de curas espontâneas. Até a utilização da palavra "cura" é virtualmente banida da linguagem oncológica, que prefere falar, com pudor, em "longa sobrevida". Por trás dessas disputas de caráter lingüístico, existe certa visão da oncologia e, antes ainda, uma visão do doente e da medicina. Os primeiros a serem artífices e vítimas do mito do câncer como doença "não tratável e incurável" são, no fundo, os próprios médicos.

Até poucos anos atrás teria sido quase impossível propor o tema da cura espontânea como objeto de reflexão da medicina oncológica. Um ilustre radioterapeuta de Yale, professor Richard Peschel, sentenciava pomposamente (e estupidamente) a esse propósito:

> Os milagres científicos são muito raros e a Ciência não os explica, nem tem a obrigação de explicá-los. Pode parecer estranho aos leigos, mas para o cientista é suficiente saber que eventos completamente improváveis verificam-se, que devem verificar-se, uma vez que são estatisticamente possíveis. Portanto, os milagres científicos não exigem explicação.(2)

É difícil acreditar que um cientista tenha proferido tal mixórdia de absurdos e incongruências. Que a Ciência não se deva propor a estudar eventos que, por mais raros ou raríssimos que sejam, representam de qualquer modo um dado incontestável da realidade, é uma afirmação pessoal, que a comunidade científica nunca endossou. Se assim fosse, Edward Jenner, no final do século XVIII, não teria analisado o caso daquela jovem que apresentava uma pústula de varíola bovina (transmitida pelas vacas) que, inexplicavelmente, não contraía a infecção mortal. Se Jenner não houvesse tido essa insana curiosidade, talvez estivéssemos ainda procurando a vacina contra a varíola.

A propósito da relevância estatística das curas espontâneas (ou extraordinárias), é verdade que faltam dados fidedignos e as estimativas, feitas até hoje, variam de um caso em 80 mil a um em 8 mil (3). Na verdade não existe uma verdadeira base estatística que indique as características e as dimensões do fenômeno.

Por dois motivos. Primeiro, falta o contexto em que enquadrar a cura espontânea, fenômeno não considerado pelos paradigmas científicos dominantes em oncologia. Para que um caso clínico seja publicado por revistas da área, precisa condizer com um preciso contexto teórico: mas, como não existe nenhuma teoria científica sobre o tema das curas espontâneas, é bem difícil que os pesquisadores aventurem-se nesse campo e se exponham a publicar casos para os quais não se consegue invocar nenhum dos paradigmas operantes em oncologia. O problema então passa a ser o que a medicina *escolhe estudar* ou relegar ao âmbito indefinido da exceção improvável. Em outras palavras, trata-se de entender *onde a ciência coloca o limite aceitável de mistério*.

Em segundo lugar, não há concordância sobre o próprio conceito de cura espontânea. "Espontâneo" é utilizado nesse contexto como sinônimo de "sem causa aparente", definição inaceitável para a Ciência: tudo tem uma causa.

Centenas de casos não são, assim, nem assinalados nem registrados e acabam sendo irremediavelmente perdidos. De fato, uma regressão ou cura espontânea

> é publicada só se é, ao mesmo tempo, vistosa e longa... Regressões menos "dramáticas" e flutuações até importantes da dimensão da neoplasia acontecem com muito mais freqüência, mas, por várias razões, tendem a ser subestimadas e quase nunca noticiadas.(4)

Com freqüência, as notícias são arbitrariamente eliminadas. Um trabalho de 1962 (5) sobre carcinomas mamários metastásicos, por exemplo, indica que em 64 pacientes estudadas a sobrevida média era de 3,3 anos. Esse valor foi calculado depois da remoção de duas "exceções", ou seja, duas doentes que "continuavam inexplicavelmente vivas" depois de 40 e 41 anos do diagnóstico. Ora, duas pacientes em 64 (ou seja, 3,1%) não representam uma irrelevância estatística: o critério de deixar de lado casos indubitavelmente excepcionais e talvez reveladores é incorreto do ponto de vista estatístico e estéril sob o enfoque científico. Por que este comportamento? A resposta é simples: as curas espontâneas são, na linguagem fria e asséptica da estatística, apenas uma das tantas expressões clínicas que recaem nas margens da curva normal de distribuição. A forma gráfica dessa curva reproduz a figura de um sino; a maior parte dos casos está no centro, forma o corpo do sino, e nas caudas estão as exceções. Os casos que estão no centro representam a média e são, portanto, por definição, a "norma", e as "caudas" são os "desvios padrão", os casos "inexplicavelmente variantes". Se alguma coisa não está na média, não tem valor estatístico nem merece ser muito estudada. Essa é a conseqüência da generalização de um princípio arbitrário que identifica obrigatoriamente a "norma" à "média": e se a média *não tivesse razão?*

Esse fato traz à mente o enunciado de Steven Rosenberg: "O elemento fundamental da ciência verdadeira é fazer a pergunta fundamental" (6) *por que a sobrevida de alguns doentes desvia da média?* A existência de "desvios padrão" é apenas uma expressão bizarra da casualidade natural? Ou indica talvez a existência de uma *biologia da cura?* Foi estudando as *exceções* que sempre se chegou à *regra.* Se o abade Johann Mendel não houvesse prestado atenção àquelas duas plantas de ervilha que, fazendo exceção às outras, apresentavam cores diferentes, não haveria descoberto as leis da genética. Questão de sorte, pode dizer alguém. Na realidade é um problema de método. De método científico.

Com demasiada freqüência dobra-se o método à lógica de conservação dos paradigmas científicos dominantes. Um exemplo espinhoso e significativo é o da comunidade terapêutica de Bristol, a Bristol Self-Helper Center. Fundada nos anos 1980 por

Penny Brohn, curada de um câncer no seio sem recorrer a nenhum tratamento convencional, a casa de cura de Bristol oferecia aos hóspedes – todos sofriam de câncer – um programa de "tratamentos alternativos", baseados em relaxamento, meditação por imagens, dietas controladas, sessões de psicoterapia. Depois de alguns anos de vida, as atividades do centro chamaram a atenção dos meios de comunicação; um dos mais populares programas televisivos ingleses dedicou uma longa reportagem aos sucessos obtidos pela comunidade: os hóspedes gozavam de sobrevida mais longa do que se podia esperar e tinham, principalmente, qualidade de vida superior à dos pacientes submetidos a tratamentos convencionais. Em setembro de 1990, entretanto, sem que ninguém esperasse, foi feita uma crítica violenta: a conceituada revista *The Lancet* (7) publicou uma pesquisa segundo a qual os pacientes do centro seriam três vezes mais predispostos à difusão metastática do tumor e corriam risco duas vezes maior do que os submetidos a tratamentos ortodoxos.

A desorientação foi total. Muitos doentes chegaram à conclusão de que "atividades como relaxamento ou representações mentais houvessem já danificado gravemente sua saúde" (8). Muitos abandonaram Bristol. Subvenções e ajudas foram suspensas de um dia para o outro. A comunidade criada pela pequena e corajosa Penny estava à beira da destruição total. Entretanto, uma tempestade de críticas pormenorizadas, formuladas pela própria comunidade científica (cuja maior parte foi publicada pela própria *The Lancet*), abateu-se sobre a pesquisa: os autores foram obrigados a admitir que o estudo era impreciso e erros metodológicos haviam condicionado as conclusões, deturpando a verdade. A má-fé era evidente demais e foi por isso que um jornal inglês definiu o caso como "um dos episódios mais desagradáveis na história da pesquisa médica inglesa".(9)

Sobre a incidência das curas espontâneas, é preciso dizer que vários estudos continuam a ser publicados todos os anos e a freqüência de casos noticiados aumenta (10). As primeiras reações chegaram dos Estados Unidos onde, em 1984, a American Psychological Association organizou um encontro sobre a "Esperança como fator de regressão da doença". No mesmo período, em Sausalito, na Califórnia, o Instituto de Ciências Noéticas lançava o Remission Project, dirigido por Caryle Hirshberg, com o objetivo de avaliar epidemiologicamente o fenômeno da cura espontânea. As resenhas mais esmeradas, entre as quais a de T. Everson e W. Cole, (11) que foram os primeiros a tratar o assunto, evidenciaram que na maior parte dos casos (cerca de 40%) são alguns tumores específicos que apresentam a incidência mais alta de regressões espontâneas: carcinoma do rim, melanoma, neuroblastoma, coriocarcinoma e carcinoma da bexiga.

A propósito dos fatores responsáveis pelas curas, os autores fornecem uma lista (12,13,14) sem alegar nenhuma documentação e sem analisá-los. Com freqüência as "explicações" oferecidas são apenas tentativas bem-intencionadas e desajeitadas de produzir uma interpretação "razoável". Vários fatores são completamente negligenciados, em particular os que se referem à individualidade do paciente: psicologia, reatividade neuroimunológica, espiritualidade, relações sociais.

É assim que elementos não desprezíveis como estado mental, força de vontade, esperança, vontade de viver e eventuais tratamentos associados, alternativos ou não, são completamente eliminados, apenas porque não conseguimos medi-los adequadamente. Essa limitação é um *álibi* cômodo para muitos: se dado fenômeno não é mensurável, convém ignorá-lo. Melhor ainda: nem existe; e, se não existe, não pode influenciar coisa alguma. *Essa operação reduz a realidade não ao que é, mas ao que nossos instrumentos imperfeitos permitem entender.* Já foi escrito:

> Enquanto não levarmos em séria consideração esses parâmetros e como influem na evolução ou regressão da doença, será difícil acreditar cegamente nos resultados de experimentos que nem levantam o problema.(15)

Os ingredientes das curas espontâneas

O que se descobre lendo os relatórios médicos? Que os pacientes saram em concomitância com os mais diferentes acontecimentos: depois de uma transfusão, de uma forte febre causada por infecções, da remoção parcial de um tumor primário, de importante choque emocional, depois de uma conversão religiosa (16). Não sabemos como, mas em todos esses casos alguma coisa deve desencadear aquele processo que, servindo-se da mente e do sistema imunológico, ativa os mecanismos internos de cura. E mesmo que seja difícil (e impossível propor) identificar o que realmente aconteceu em cada um dos casos *extraordinários* – no corpo e na mente – é possível encontrar sempre, nos meandros das histórias individuais, vestígios desse mecanismo que encabeça a salvaguarda da saúde.

Atualmente, o estudo dessas supostas exceções goza de pouco crédito na comunidade científica. Mas não foi sempre assim. Os relatórios clínicos do passado, por exemplo,

> impressionam pela atenção dada à individualidade do doente. Na época, os médicos sabiam, por experiência direta, como viviam as pessoas que tratavam. Ficavam para o jantar, iam a festas de aniversário em casa deles, tinham tempo para ouvir esperanças, medos, crenças.(17)

Talvez se prestássemos mais atenção às experiências que os pacientes – verdadeiras minas ambulantes de informações – anseiam por nos comunicar, conseguiríamos entender alguma coisa a mais.

Que nos sirva de exemplo o célebre cirurgião Steven Rosenberg: obstinou-se em tentar entender por que seu paciente sarara "espontaneamente" de um câncer avançado no estômago e conseguiu assim descobrir a interleucina-2 e utilizá-la no tratamento de tumores considerados, até então, não tratáveis, como o melanoma e o adenocarcinoma do rim. Diz Rosenberg:

> [...] estamos progredindo em conseguir que o sistema imunológico faça, por nossa determinação, aquilo que parece fazer, de modo tão misterioso, no caso de regressões espontâneas.(18)

Mas é suficiente recorrer ao sistema imunológico e à sua reativação para explicar o que acontece durante uma cura "miraculosa"? Sem dúvida, o fenômeno é mais complexo, e um dos motivos pelos quais a oncologia põe de lado o assunto deve-se à regra de ouro segundo a qual não se pode tentar explicar o que não se conhece, mediante outro fator também desconhecido. Essa prudência, porém, se exacerbada, leva à perda de dados preciosos.

Um exemplo significativo é o de Ann O'Neill, menina de origem irlandesa, de quatro anos que, na semana da Páscoa de 1952, foi internada no hospital de Baltimore por leucemia, tumor que, naquela época pré-quimioterápica, apresentava uma evolução sempre fatal.

> O padre abençoou-a, a tia confeccionou um vestido de seda amarela para o funeral. Mas seus pais, na noite de Sexta-feira Santa, enrolaram-na em uma coberta e, debaixo de uma chuva torrencial, levaram-na ao cemitério para colocá-la sobre o túmulo de madre Elizabeth Seton. Alguns dias depois, de volta ao hospital, os exames de sangue deram um resultado milagroso: nenhum vestígio do câncer... Nove anos depois, a Igreja exigiu que Ann fosse submetida a uma biópsia da medula óssea para confirmar a cura. A biópsia foi feita sob a supervisão de Sidney Farber, professor de patologia em Harvard, que elaborara o primeiro tratamento eficaz para a leucemia. O papa reconheceu o milagre... Existe uma explicação científica? O médico de Ann, Milton Sacks, um dos maiores hematologistas americanos, testemunhou diante do Tribunal Vaticano que, dadas as chagas no pescoço e nas costas, anemia aguda e febre de 40 graus, [Ann] não teria sobrevivido a uma doença que era, na época, inexoravelmente mortal.[19]

Quando um jornalista do *Washington Post* perguntou a Sacks por que aquele caso extraordinário, sancionado pelo Vaticano como "milagre" real, nunca havia sido publicado pela literatura científica, Sacks limitou-se a responder:

> O motivo pelo qual nunca se escreveu nada sobre esse caso é que eu tive medo de fazê-lo.[20]

Essa atitude pode ser criticada, mas precisa ser entendida: exprime, em toda a sua evidência, a impotência da Ciência médica diante do desconhecido e as dificuldades dos cientistas em enquadrar fenômenos que exorbitam dos modelos interpretativos que o filósofo Thomas Khun chama de "paradigmas científicos". Enquanto esses paradigmas não "entrarem em crise", é difícil que o mundo da Ciência abra-se a novas perspectivas e possibilidades de pesquisa. A presença de curas independentes do tratamento pode ser frustrante para o médico e representa um desafio insustentável para a ciência que é solicitada a estudar o insuspeito, o não comum, o imprevisível. Já em 1933, Joseph de Courcey, desconsolado, anotava que

> dada a convicção geral de que o câncer é uma doença incrível, nota-se a tendência... de considerar errôneo o diagnóstico [de cura espontânea]. Uma reação desconcertante que induz o médico que assiste a uma regressão a ficar calado e a colocar um ponto de interrogação no seu relatório.(21)

A vida é bela

Não conhecemos a imprevisível capacidade de resposta que o ser humano é capaz de evocar em situações-limite, quando a ameaça à sua integridade e identidade psicofísica exerce uma pressão somática e psicológica insustentável.

As reações que podem ser desencadeadas condicionam inevitavelmente a própria probabilidade de sobrevivência. A resposta individual, justamente porque indivisível da *unicidade* da pessoa, não segue um percurso linear: diante da complexidade de uma cura espontânea e das interações entre mente e doença, tendemos, com demasiada facilidade, a reduzir tudo a mecanismos simples e conhecidos que ajudam bem pouco a conhecer a fisiologia das situações-limite. Um exemplo de como se pode reagir a uma situação-limite é oferecido pelo filme de Roberto Benigni, *A vida é bela*. O espírito que o invade poderia muito bem ser adaptado a um dos casos de cura espontânea que encontramos durante nosso levantamento. Um jovem judeu (Benigni), deportado para um campo de extermínio nazista com o filho pequeno, inventa uma história impossível, segundo a qual os prisioneiros do campo são alegres turistas de um *resort*, envolvidos em um jogo em que se colecionam "pontos" para ganhar um "carro armado". Com habilidade e sacrifício inusitados, o pai consegue convencer o menino da veracidade da farsa e beneficiá-lo com isso. A farsa mantém-se até o fim: a casualidade faz com que, após a fuga dos alemães e com a chegada dos aliados, o primeiro a aparecer seja mesmo um "carro armado" americano: o menino ganha o primeiro prêmio e pode, assim, voltar para casa. O sentido profundo da trama, que se desenrola em um crescendo de situações e emoções, indica que também nas situações mais dramáticas, quando a identidade física e psicológica é duramente colocada à prova, possa-se olhar a vida e sorrir: *a vida é bela*. O expediente excogitado pelo pai visa transformar uma situação trágica em jogo: mas o jogo não é um fim em si mesmo; tende a construir estratégias comportamentais e, principalmente, psicológicas, que possibilitam ao menino – e também ao pai – suportar e superar a prova *sem sofrer danos*.

Pode parecer que a idéia que sustenta o filme é brilhante, mas de valor cinematográfico apenas. Na realidade não é isso. A idéia do filme foi submetida a uma atenta pesquisa científica (que coisas estudam os cientistas!) e resultou que é essencial programar comportamentos e modalidades emocionais específicas para poder sobreviver em *situações-limite*. Uma contribuição válida foi dada pelos estudos realizados com sobreviventes de campos de concentração nazistas (22). Essas pessoas oferecem interessantes narrações que mostram que a possibilidade de sobrevivência está ligada, em grande parte, às estratégias *mentais* colocadas em ação para enfrentar o estresse.(23)

Os deportados concentravam todas as energias no que podia haver de positivo naquela situação – um dia de sol, uma cenoura ou uma batata encontrada por acaso, algumas horas de descanso – ou organizavam o pensamento em função de um objetivo superior[1] para o qual a soe necessária e conseguiam

---

1. É significativo o comentário de um dos sobreviventes ao Holocausto: "Queria rever meu filho. Queria voltar para minha mulher. Saber que alguém

superar com sucesso padecimentos, fome, doenças, alienação, torturas. Talvez seja só uma curiosa coincidência (mas existem mesmo coincidências?), mas a verdade é que as estratégias mais eficazes parecem ser as que se concentram nas reações combativas ou na rejeição da situação estressante, as mesmas que, no estudo de Spiegel, garantiam probabilidade de sobrevida mais elevada para mulheres que sofriam de neoplasias metastáticas nas mamas.²

[Estas estratégias] isolam o indivíduo do estresse circunstante e levam a desenvolver percursos de dessensibilização pelos quais a pessoa afirma "Não estou aqui" e "Isto não está acontecendo comigo". Essas decisões comportamentais baseadas na rejeição eram onipresentes e, em geral, muito eficazes para proteger a pessoa do choque.(28)

Outro "ingrediente" indispensável é a esperança, que, no passado como no presente, é um artigo raro e precioso, como a fé. A moderna mitologia do câncer-doença-incurável, exacerbada pela má informação operada pelos meios de comunicação, produziu danos incalculáveis. Os pacientes ficam desorientados e confusos, certos de estar às voltas com uma doença que, antes de acabar com a vida, acaba com a própria esperança. Por isso (apesar da extraordinária possibilidade de prevenção da doença) (24) é ainda tão difícil realizar programas eficazes de diagnóstico precoce. O paciente que suspeita ser portador de uma doença neoplásica tende a adiar o momento do diagnóstico, preferindo descobri-la o mais tarde possível. E, se os exames confirmam a suspeita, começa, resignado, a fazer os tratamentos prescritos pelo médico: é bem difícil que participe

---

precisa de você é mais importante para a sobrevivência do que a vontade de sobreviver por si só. Pensando em quanto minha irmã ou minha mulher precisavam de mim, conseguia até esquecer de comer: podia comer no dia seguinte (FRANCKL, V., *Man's search for meaning,* Nova York, Washington Square Press, 1963).
2. (N. T.) Veja Capítulo 6, "O ceticismo da dra. Angell", p. 161.

ativamente do processo do qual se torna protagonista e, sem essa participação ativa, é impensável mobilizar os recursos do guardião interno da saúde. É preciso acrescentar que a organização altamente burocratizada da medicina hospitalar dificilmente dá ao paciente a oportunidade de ser considerado *pessoa*: com seus problemas complexos (e contorcidos), medos e expectativas. O diagnóstico de câncer muda a vida e a leva a uma marginalização que reduz o ser a um número.

Nesse contexto, ainda é possível falar em esperança? É evidente que sim, se, a despeito de todas as adversidades, muitos pacientes não se resignam: combatem, suportam, cerram os dentes e vão em frente. Por trás de tudo está a esperança de conseguir.

Muitos pesquisadores recusam-se a enfrentar esse assunto. Para alguns, fazer o paciente acreditar que se pode tornar protagonista de seu estado de saúde significa não apenas sobrecarregá-lo com uma responsabilidade imprópria, mas também suscitar, às vezes, apenas ilusões. Esses argumentos não nos convencem. Revelar ao paciente apenas a natureza da doença e o que o espera poderia induzir muitos a renunciar à luta e cair no desespero. Mas, se a esta informação *negativa* associa-se uma mensagem *positiva* sobre as possibilidades dos tratamentos atuais (que contribuem, no total, para curar 50% de todas as formas de câncer!) e a importância que reveste a atitude em relação à doença, é razoável presumir que o paciente nutra uma esperança e encontre um motivo a mais para reunir forças.

Pedir a um indivíduo que assuma a própria responsabilidade e torná-lo protagonista de sua doença satisfaz, antes de qualquer outra coisa, a exigência de tratá-lo como pessoa adulta e madura. O fato de que assuma um compromisso pessoal no combate à doença, mediante as técnicas de relaxamento, meditação ou outras, ainda ajuda, pelo menos, a melhorar a qualidade de vida, a aumentar a *compliance** com os tratamentos médicos, a controlar melhor os sintomas, principalmente a dor somática e visceral: *libera energias para viver e combater*. Ajuda a sentir-se vivo, sujeito e não objeto de um processo terapêutico que visa à cura, com a

---

* Em inglês, no original, "cooperação". (N.T.)

participação ativa, voluntária e consciente do paciente e que não poderia, sinceramente, prescindir dessa participação. Se o objetivo é este, é bem difícil sustentar que se queiram criar falsas esperanças. Por trás da objeção de que os tratamentos terapêuticos psicobiológicos (associados a tratamentos médicos convencionais) criam falsas ilusões, esconde-se, na realidade, uma visão pessimista e redutiva da própria vida. Pensar que um tratamento não deva gerar "falsas esperanças" é, de algum modo, contraditório: é como impedir que uma pessoa acredite que, com aquele medicamento, aquele médico e aquele tratamento, poderá melhorar ou sarar. Isso condenaria, de algum modo, o próprio tratamento ao insucesso. Ao contrário, é verdade que:

> Quando ambos, terapeuta e paciente, esperam que um tratamento seja eficaz, é razoável prever uma melhora em setenta por cento dos casos, mesmo que o tratamento não seja inteiramente específico... Os pacientes com freqüência melhoram depois de tratamentos considerados ineficazes... A sutil linha decisória entre a medicina científica e o poder da relação médico–paciente é altamente permeável. Na prática clínica podem ser indistinguíveis.(25)

Qualquer iniciativa humana é empreendida porque se apóia na esperança de sucesso. O único modo de evitar decepções é não nutrir esperanças, mas essa atitude dificilmente fornece fundamentos concretos à nossa vida.

Quem se preocupa com a falsa esperança – escrevem os Simontons – considera-se quase sempre um "realista", que vê a vida "como é realmente". Mas uma visão da vida que não inclua a esperança não é realista, é pessimista. Essa atitude pode evitar a decepção, mas o faz modelando ativamente os resultados negativos. A esperança é um elemento importante na sobrevida do doente de câncer.(26)

A experiência com uma doença tão dramática coloca o homem no incerto limite entre a vida e a morte. Com freqüência as pessoas passam longos meses e anos nessa condição nada invejável. Têm todo o tempo disponível para fazer perguntas sobre si mesmas, sobre a vida e a morte. Em muitos casos, esses pacientes permitem que lados desconhecidos (ou reprimidos) de si mesmos venham à tona e integrem-se coerentemente com a personalidade: aprendem a "aceitar-se". Por isso mesmo não é um processo indolor: assiste-se a manifestações de sofrimento, de mal-estar, derivantes de feridas que existem naquele lado da personalidade que por tanto tempo não se manifestou. Outras vezes a redescoberta do verdadeiro e profundo Eu é, ao contrário, fonte de alegria e realização. Em três quartos dos casos de cura espontânea estudados por Hirshberg e Barasch, os pacientes cultivavam uma arte: tocavam um instrumento ou cantavam, atividades bem conhecidas pela capacidade que têm de emudecer o hemisfério esquerdo e exaltar as funções holísticas associadas ao hemisfério direito.

A música (ou, para ser mais preciso, *certo* tipo de música) favorece os estados mentais que permitem combater melhor a ativação da resposta de estresse e promover uma defesa imunológica mais eficaz. Muitos tratamentos psicobiológicos utilizam hoje alguns tipos de música, pelo poder que ela parece ter de facilitar os processos de visualização, ajudando a *personalizar* os símbolos e a conferir-lhes um valor emocional.

Um caso emblemático é o de Tom Day, paciente que sofria de tumor no cérebro e, aconselhado pelo oncologista, começou a praticar o método dos Simontons.[3] Tom engenhava-se a imaginar as radiações como balas capazes de destruir o tumor. Mas a imagem não tinha relevo e, apesar do tratamento radioterápico, o tumor propagou-se como fogo na palha. O paciente rejeitou a quimioterapia que lhe fora sugerida; começou a piorar rapidamente. As tentativas de visualizar o tumor e de combatê-lo com imagens foram vãs. Um dia, porém, teve uma iluminação:

"Consultei minha coleção de discos e, por acaso, peguei a *Heróica*. Pus a música no volume máximo, me estiquei na cama e *boom!*

---

3. Veja Capítulo 6, "Treinar o sistema imunológico", p. 176.

Tudo tomou forma." Diante de seus olhos internos travava-se uma batalha do século XIX. "Havia regimentos de mosqueteiros, homens com uniformes da época, carretas de canhões em posição de tiro no alto de uma colina. A colina dava para um vale onde estava o tumor... começaram preparativos febris para a batalha e, ao final, no auge da música, um tiro de canhão fez explodir aquela coisa nojenta"... Para grande surpresa dos médicos, a tomografia registrou uma parada no crescimento do tumor.(27)

Tom sarou do tumor.

Mas como se faz para *construir* uma esperança? Como se ajuda um paciente a nutrir a esperança com *conteúdos concretos e possíveis*? Como colocar o paciente em condições de desencadear os processos psicobiológicos que ativam o guardião interno da saúde?

Um primeiro passo consiste em respeitar totalmente sua individualidade, livrando-o dos mecanismos de despersonalização e alienação que têm início com a entrada em uma estrutura sanitária. A identidade plena de uma pessoa – feita de afetos, interesses, trabalho, esperanças, expectativas, projetos, preocupações – é esmagada pela identidade *oncológica*, definida pela doença e não mais pela pessoa. Em volta desta, logo acabam girando as preocupações e as expectativas de toda a família. Quantas vezes nós mesmos, médicos, indicando determinado paciente, dizemos sucintamente "Aquele é um câncer de pulmão": a pessoa não existe mais, existe só o câncer. Assim que entra no hospital, o doente torna-se um *número*. E, apesar das recomendações dos tratados de oncologia, as informações dadas ao paciente são em geral fragmentárias, insuficientes; como insuficiente é também o apoio psicológico, não obstante tenha-se revelado indispensável para melhorar o controle dos sintomas colaterais (como dor, vômito, ansiedade, estresse de quimioterapia) e melhorar a colaboração do paciente nos procedimentos – diagnósticos e terapêuticos – a que precisará submeter-se por anos.

Os médicos quase nunca têm tempo ou vontade, ou então *não sabem* como falar com o doente: os dois lados colocam-se em *comprimentos de onda diferentes* que dificilmente conseguem entrar em sintonia. O médico raciocina com demasiada freqüência em termos mecanicistas, preocupa-se com o "fígado" da paciente, da qual só se lembra porque a associa a um número de ficha clínica; os únicos parâmetros que considera a aplicação correta do tratamento padronizado e os eventuais resultados, expressos na linguagem árida da estatística: quantos respondem, quantos sobrevivem, quantos não. Aconselho aos colegas céticos, que torcem o nariz quando se fala dessas coisas, a reler o irrepreensível e citadíssimo trabalho de Spiegel: o apoio psicobiológico melhora a qualidade de vida, reduz os efeitos colaterais dos tratamentos convencionais (radioterapia e quimioterapia), dobra a sobrevida. Vale a pena citar um dos trechos finais dessa pesquisa:

> Se descobríssemos um novo medicamento contra o câncer que dobrasse a esperança de vida em pacientes com carcinoma metastático no seio, não cometeríamos grave ato de negligência se não o estudássemos, se não o administrássemos?(28)

Se o médico raciocina em termos de avaliação "objetiva", o paciente, por sua vez, espera coisa bem diferente. A primeira exigência é quase sempre a de falar, abrir-se, exprimir medos e – sim! – esperança. Diante de um mundo que desaba sobre ele, tenta recompor os pedaços esparsos da identidade e identificar novos pontos de referência que dêem confiança. Um deles continua sendo a figura do médico, depositário dos segredos da vida e da morte, personagem carismático que, apesar do progresso científico, ainda está nos panos do taumaturgo, metade cientista, metade feiticeiro. É por isso que aos médicos não se perdoa nenhuma fraqueza, nenhuma variação de humor, nenhuma perda de classe, nem incerteza, imprecisão ou superficialidade: o paciente nos escruta, percebe qualquer leve nuança em nosso olhar e em nosso comportamento, tentando encontrar alguma coisa que o ajude a entender o próprio destino. Deposita em nós boa parte das esperanças. Como poderíamos decepcioná-lo?

O amor que raciocina em minha mente

Uma história bastante antiga da tradição Sufi fala de um visitante de exceção, que, com a bênção de Seydna Haissa (Jesus Cristo), vai parar no mundo do além. Primeiro, é conduzido a uma sala ampla onde, em volta de uma mesa, dezenas e dezenas de pessoas, magras e aflitas, gritam e amontoam-se, tentando pegar com a colher um pouco da sopa que está em uma panela, no centro da mesa. Depois, conduzem-no a outra sala, semelhante à precedente. Aqui, uma quantidade igualmente grande de pessoas, mas bem nutrida e radiante de felicidade, está sentada em silêncio, sorridente e em ordem, em volta de uma mesa, com uma colher na mão, à espera de saborear um pouco da iguaria que está em uma panela, no centro da mesa. Cada um recebe a iguaria do comensal ao lado. O visitante pergunta ao guia qual é o significado das duas cenas, e o outro, com um sorriso, responde: "A primeira sala é o Inferno; a segunda, o Paraíso". O visitante parece não entender e, então, o Mestre explica que *no Inferno cada um tenta pegar para si; no Paraíso, cada um oferece o alimento ao outro.*

Essa breve história da filosofia dos mistérios islâmica esclarece, em poucas palavras, o sentido e a importância que apoio social, amizade e amor revestem na vida, principalmente em situações dramáticas. Em todas as histórias narradas pelos pacientes que tiveram cura espontânea, está presente o papel insubstituível desempenhado pela família, por um amigo, por uma comunidade.

Segundo J. Kiecolt-Glaser, autor de inúmeros estudos que correlacionam o estado das defesas imunológicas a perfis psicológicos, "a ligação entre relações pessoais e sistema imunológico é uma das descobertas fundamentais da neuropsicoimunologia" (29). A própria ativação dos linfócitos citotóxicos dependeria, pelo menos em parte, da qualidade das relações interpessoais (30). As estatísticas revelam que os casados apresentam, em várias enfermidades, entre as quais o câncer, mortalidade média mais baixa do que os solteiros, divorciados ou viúvos. O papel do companheiro é, em grande parte, insubstituível. Em seus braços, o paciente encontra não só apoio e conforto, mas proteção para a nudez interior que a doença expõe: às voltas com o câncer – o Mal absoluto e sem nome –, o indivíduo sente-se indefeso, volta a ser criança. Pertencer a uma comunidade, sobretudo quando se possui fé religiosa, é igualmente importante.

"Alternativo é você!"

Este livro *não é uma resenha de tratamentos alternativos*, nem pretende sugerir a pacientes que encontrem soluções que prescindam das *contribuições insubstituíveis* produzidas pela medicina científica em campo oncológico, nos últimos trinta anos. *Cinqüenta por cento dos tumores podem ser curados hoje, graças a tratamentos multidisciplinares* que, associando cirurgia, radioterapia, quimioterapia, endocrinoterapia e imunoterapia, revolucionaram o prognóstico de muitas formas tumorais. Leucemias e linfomas, doenças inexoravelmente mortais até poucos anos atrás, podem hoje ser tratadas e curadas em uma altíssima porcentagem, que chega a 70%. O mesmo acontece com tumores dos testículos, das mamas, da bexiga e o próprio carcinoma gástrico, que são hoje tratáveis e apresentam uma freqüência de cura que oscila de 50 a 90% dos casos. Progressos importantes foram obtidos no tratamento de carcinomas do útero (principalmente graças ao diagnóstico precoce), sarcomas ósseos, tumores infantis. Por trás desses resultados, estão os esforços de um exército de pesquisadores, uma Internacional da Pesquisa* que, indiferente a barreiras políticas e religiosas, dedica-se ao extenuante esforço de encontrar explicação e cura.

Os dados produzidos pela experimentação passam por crivo rigorosíssimo: cada novo protocolo de tratamento atravessa fases diferentes (quatro, para ser preciso) que, passando do laboratório à célula e ao animal, conduzem até o paciente. Os resultados são avaliados segundo um método científico que pesa benefícios e desvantagens de cada novo tratamento, avaliando o impacto que tem sobre a doença em termos de resposta objetiva e comparando-o

---

* Alude a esforço mundial. "Internacional" é o nome de várias associações criadas, nos dois últimos séculos, para unir as organizações socialistas e comunistas de todo o mundo. (N.T.)

com o resultado obtido com tratamentos de referência. Por isso os estudos prevêem a distribuição casual dos doentes em diferentes grupos de tratamento e são quase sempre realizados com o método "cego",[4] de modo a reduzir ao mínimo a intervenção de fatores como o efeito placebo, que poderia distorcer e alterar o significado dos dados obtidos. Quer agrade ou não, enquanto não tivermos método melhor, *este é o método* com que a ciência moderna tem-se construído e tem construído: pode-se criticá-lo e contestá-lo, mas não é possível prescindir desses procedimentos que garantem *a replicabilidade e a verificabilidade dos resultados*.[5]

---

4. Em um estudo realizado com o método "cego" simples o paciente não sabe se está recebendo medicamento ou placebo: no "duplo-cego" nem o experimentador conhece a natureza do que administra. Os resultados são elaborados por uma terceira pessoa que não conhece nem o paciente nem os tratamentos em questão, indicados por siglas convencionais.

5. Nestes últimos meses, a Itália conheceu o chamado "método Di Bella", que, graças a uma mistura de diversas vitaminas, bromoergocriptina (inibidor dopaminérgico da secreção do hormônio prolactina), melatonina, somatostatina (que inibe a produção do hormônio do crescimento e de alguns fatores do crescimento tumoral, como o IGF-1), associadas a pequenas doses fracionadas de quimioterápicos (como ciclofosfamida ou hidroxiuréia), registrou dezenas de curas e/ou de longas sobrevidas em pacientes que sofriam de neoplasias terminais ou não tratáveis, segundo os tratamentos convencionais. O tratamento de Di Bella não pode, por isso, ser de modo algum considerado alternativo, visto que usa muitos medicamentos que têm específica utilização na oncologia. Não se compreende porém qual seja a lógica das regras de aplicação desse protocolo, que é utilizado, com variações mínimas, em qualquer tipo de tumor, sem distinção. Um papel importante, contudo, é desempenhado pela administração contínua de pequenas doses de medicamentos antineoplásicos (que fazem parte, portanto, da temidíssima e execrada quimioterapia!) ainda que o grande público não se dê conta; várias observações científicas já sublinharam, há tempo, a importância desse tipo de esquema posológico no tratamento de alguns tumores. Continua duvidosa a utilidade da somatostatina e de seus análogos (como octreotídio) em algumas formas de tumor que não sejam do trato gastrointestinal. O verdadeiro pomo da discórdia entre Di Bella e a comunidade científica refere-se à metodologia clínica usada para comprovar os resultados: Di Bella propõe casos individuais em que o método deu bons e ótimos resultados; os oncologistas exigem estudos controlados e randomizados: não é realmente possível verificar a eficácia de um medicamento ou de um tratamento se não é experimentado em um grupo

Qualquer nova abordagem para o tratamento do câncer – ortodoxa ou não – deve submeter-se a essas leis. É do interesse do próprio doente, quando deve fazer uma escolha, conhecer a probabilidade de sucesso de cada tratamento. Reduzido ao âmago, este é o ponto decisivo pelo qual a comunidade científica desconfia, com razão, de todos os procedimentos que não são verificáveis e replicáveis e que se afastam, em resumo, de uma análise sistemática e científica.

Mas, apesar dos progressos e esforços feitos, existem alguns tumores, importantes e freqüentes, para os quais o prognóstico continua muito grave. Os recursos terapêuticos resultam escassos e insatisfatórios. Esse é o primeiro motivo pelo qual muitas pessoas recorrem a formas de tratamento que não têm nenhuma base científica, de eficácia duvidosa e, com freqüência, também tóxicas e danosas. As estatísticas indicam que uma proporção variável de doentes – de 10 a 35% – recorre somente a estes "tratamentos"

---

casual de doentes homogêneos (mesma idade, sexo, mesmo tumor, mesmo tipo histológico e mesmo estágio da doença) em relação a um grupo de controle tratado segundo o esquema de referência. Só assim é possível demonstrar as diferenças e calcular seu valor estatístico. Na falta disso, não é infundado atribuir (nem um demérito, ao contrário!) muitos dos resultados obtidos ao efeito placebo, constituído, nesse caso, pela própria figura do professor de Módena, que com sua dedicação, galhardia e paixão pela medicina, deveria representar um modelo de comportamento clínico para todos nós. Infelizmente, a ação combinada e sinérgica da demagogia dos meios de comunicação, unida às manobras grotescas dos políticos, ajudou a criar um clima incandescente em que sobrou pouco espaço para a reflexão pacata e tolerante. E não é só. A "espetacularização" acrítica de alguns dados contribuiu para alimentar, em quem já sofre mil tormentos por causa da doença, esperanças e reações que não poucas vezes podem chegar à irracionalidade e à histeria. O inimigo logo se tornou a quimioterapia (responsável por mil perversidades!) e, é claro, a "medicina oficial", nela incluindo qualquer pessoa que não aprove – e não o faça incondicionalmente – as teorias do médico modenense. É difícil manter, nesses momentos difíceis, a eqüidistância necessária para compreender e avaliar. Não nos podemos encolher em posições preconceituosas fechadas e rigidamente conservadoras que vigoram em alguns ambientes da medicina acadêmica; mas, do mesmo modo, não é possível subscrever dados e modelos teóricos não apoiados pela experimentação científica rigorosa e reiterada.

ou, muitas vezes, os associa a tratamentos convencionais (31). O fenômeno acentuou-se, paradoxalmente, nos últimos anos; vários podem ser os motivos: inadequação dos tratamentos ortodoxos, necessidade de "milagre" a qualquer preço, fascinação pelo irracional, atração pela solução "simples" e "natural" (em que "natural" é entendido como "inofensivo"), mas também a maior atenção que os tratamentos alternativos dão à individualidade do paciente, o esforço sincero que muitas formas de medicina "alternativa" fazem para fornecer elementos de compreensão e apoio humano e social. Essas considerações requerem uma firme e inequívoca resposta por parte da comunidade científica e deveriam também provocar uma reflexão autocrítica que não pode mais ser adiada.

Não seria o caso de reconsiderar a qualidade da relação médico-paciente? Não seria o momento de admitir os limites de todos os tratamentos que visam apenas à destruição do tumor e dão tão pouca atenção ao objetivo de estimular e reforçar o sistema imunológico, guardião interno do organismo? Por muitos anos – décadas – não se acreditava que a imunidade pudesse ter uma eficácia real no campo oncológico. Foi apenas quando amadureceu a consciência de que a oncologia estava em uma situação de *impasse*, que ressurgiu o interesse pelo sistema imunológico. *Depois* que a quimioterapia desatendera às esperanças nela depositadas, foram retomados os expressivos resultados de Coley;[6] nesse meio tempo descobrira-se que a reatividade imunológica podia ser modulada e potencializada intervindo no sistema de comunicação que correlaciona os vários componentes do sistema imunológico com ele mesmo e com o sistema nervoso: começou-se a entender a importância e a utilidade do interferon e da interleucina-2. No Japão, surgiu até mesmo um tipo de "cidade científica" – a Kochi Medical School, dirigida pelo professor Shigeyoshi Fujimoto – dedicada exclusivamente ao combate ao câncer por meio da ativação das defesas do organismo. Tenta-se, agora, amplificar a ação antitumoral dos linfócitos T, inserindo genes específicos nos seus DNAs. Não será possível, talvez, amanhã,

---

6. Veja Capítulo 4, "As toxinas de Coley", p. 87.

descobrir *como treinar a mente* para que estimule e oriente o sistema de defesa na direção desejada? Será ficção científica? Não é verdade que

se não esperas o inesperável, não encontrarás a verdade? (Heráclito)

É claro que é necessário desconfiar dos que reduzem a complexidade dos fenômenos que causam uma cura espontânea a um simples fato de "força de vontade" ou, pior ainda, de "sugestão hipnótica": nenhuma delas garante nada. A relação entre mente e corpo, entre mente e doença, não se esgota na equação simplista "querer é poder", mas se enquadra em um universo multíplice, em circuito fechado, bidirecional, com uma pluralidade de forças aparentemente contrapostas e impossíveis, de cujo somatório vetorial pode nascer (ou não) o milagre da cura espontânea. Por isso, os dados coletados e expostos neste ensaio não têm a pretensão de esgotar o tema em questão, nem de identificar soluções fáceis, como está na moda; querem ser uma *provocação* positiva que contribua para colocar a totalidade do indivíduo no centro da reflexão da ciência médica: a abordagem holística, que muitos menosprezam como se fosse herança folclórica de um passado obscuro, concretiza-se hoje nas descobertas da psiconeuroimunologia e na contribuição de diversas disciplinas.

Não estamos falando, porém, de improváveis "tratamentos alternativos". Alternativos a quê? O tratamento do câncer é multidisciplinar por definição e não poderia prescindir da contribuição insubstituível da quimioterapia ou da cirurgia, da radioterapia, imunoterapia ou endocrinoterapia.

Ao considerar o volume imponente de informações que provêm das várias disciplinas, percebe-se que é preciso promover uma cooperação estreita e franca entre especialistas de diferentes áreas: oncologista, psicólogo, imunologista, cirurgião, patologista e radioterapeuta devem aprender a dialogar e a colaborar entre si, tornando mais acessíveis a todos os resultados de suas descobertas, o fruto das reflexões e das experiências pessoais. A informação deve viajar com mais liberdade e com maior velocidade se quisermos ter o quadro mais completo possível do universo complexo constituído pelo doente e por sua doença. Não nos devemos deixar condicionar pelos preconceitos, pelos lugares-comuns ou pelo peso – tantas vezes esmagador – de certezas adquiridas e dadas como certas de modo definitivo. Talvez seja paradigmático, mas é muito oportuno relembrar o aforismo de Claude Bernard:

> O que já sabemos é o grande obstáculo para a aquisição do que ainda não sabemos.

É preciso que nossa reflexão seja mais ousada e corajosa, livre de reservas e prudências que, pelo menos nesse campo, não têm razão de ser, dado que, como lembra Albert Einstein:

> Para a criação de uma teoria nunca é suficiente basear-se em uma série de fenômenos observados, mas é preciso sempre acrescentar uma invenção livre da mente humana que chegue ao coração do problema.(32)

Talvez seja necessário voltar à sabedoria primitiva, aos instrumentos das civilizações orientais, do mundo grego e latino, em que a *unicidade* era apreendida mediante a *multiplicidade* e o corpo não era considerado um invólucro inerte, um recipiente de órgãos, mas uma consciente *continuidade de funções*. Será só casualidade se tudo isso, ao projetar-nos para a medicina emergente do futuro, nos levar também de volta aos primórdios da ciência médica? A existência da imperceptível, mas real, comunicação contínua entre mente e corpo era bem conhecida pelos médicos de um passado não muito distante. Mas a certo ponto da história da medicina decidiu-se, arbitrariamente, "negá-la" e rejeitar o poder inerente às práticas e às atitudes – do placebo à fé – cujo estudo teria proporcionado elementos esclarecedores.

Ainda estamos em tempo de mudar de direção.

A avaliação atenta dos dados oferecidos pela experimentação e pela observação clínica evidencia o papel importante, e muitas vezes determinante, que a mente desempenha em condicionar a suscetibilidade à doença e em favorecer (ou inibir) os processos de cura, apoiados ou não por adequados tratamentos médicos. O processo de autocura parece estreitamente correlacionado ao caleidoscópio de configurações funcionais e de consciência que constituem o Eu em sua totalidade.

Para uma ciência do espírito e dos valores

Para os que se colocam na ótica que sir John Eccles – prêmio Nobel em neurofisiologia – define como "materialista", a mente é apenas o próprio cérebro ou o somatório de suas funções: tudo se explica e resolve no campo da dinâmica bioquímica e eletrofisiológica das estruturas anatômicas do sistema nervoso central. Fé, sentimentos, força de vontade, criatividade artística, inteligência e tudo o que pertença ao domínio espiritual e intelectual do homem pode ser compreendido e interpretado mecanicamente, com base nas interações moleculares e na transmissão nervosa.

Para outros – como Searle, o saudoso Popper e o próprio Eccles –, a mente apóia-se no cérebro mas não se esgota nisso: o mundo das idéias, que pelas suas discretas variações forma a realidade do Eu, interage com as estruturas nervosas e influencia sensivelmente suas funções, sem ser determinado por elas. A mente pode ser comparada a um "campo" sem matéria, definido em termos de energia e de probabilidade. A mente é o campo que torna possível a existência de um evento material, cuja "probabilidade" de existência seria irrisória, sem ela. Essa perspectiva subverte a atual concepção positivista e funcionalista da mente como somatório de estruturas funcionais (o cérebro) e reintroduz com prepotência a dimensão espiritual no campo da reflexão científica. Escreve Eccles:

> Possuímos hoje provas científicas convincentes do modo em que o Eu, com pura ideação, é capaz de ativar áreas selecionadas do córtex cerebral. O controle mental sobre a atividade cerebral é tão difuso que se pode presumir que haja um domínio completo do Eu sobre o cérebro... Pela primeira vez, formula-se uma hipótese sobre o modo em que essas influências mentais poderiam controlar as ati-

vidades cerebrais, sem infringir as leis de conservação da física...
As explicações materialistas do problema mente-cérebro... já podem ser consideradas destituídas de fundamento científico e até mesmo como superstições que duraram demais.(33)

Os dados que permitem demonstrar que pensamentos, emoções e imagens agem com vigor sobre a funcionalidade do sistema nervoso e do organismo inteiro não poderiam encontrar confirmação mais respeitável. Estamos diante de uma reviravolta completa da ótica materialista em que está imerso não só o mundo moderno, mas a própria ciência: nessa ótica os atos mentais (pensamentos, esperanças, fé, emoções, imagens etc.) assumem autonomia e poder de influência inesperado e imprevisto sobre as funções orgânicas (a começar pelas cerebrais).

Neste contexto:

Não parece inverossímil imaginar uma nova Ciência do Espírito e dos Valores que colabore com biologia e tecnologia para criar uma nova medicina centrada no paciente, que olhe mais para a saúde do que para a doença.(34)

Pelo mesmo motivo a mente não pode ser desfigurada e identificada com o computador que nós mesmos levamos em consideração para formular algumas analogias. Searle analisou a fundo esse problema e, para demonstrar a falta de fundamento das hipóteses que identificam a mente com um somatório de funções, excogitou um paradoxo conhecido como "a sala das caixas chinesas". O computador é representado por um homem que está fechado em uma sala e tem à sua disposição uma série de caixas que contêm todos os ideogramas chineses. Dá-se a ele um manual (o programa) que especifica as regras com base nas quais os ideogramas devem ser combinados entre si, para formar frases sensatas. Os ideogramas são especificados segundo a forma (respondem portanto a um simbolismo formal e são reconhecidos pela sua configuração espacial) e não precisam, portanto, ser explicados.

Um exemplo das "instruções" presentes no manual é o seguinte: "Pegue uma figura que tenha estas características, na caixa nº 1 e junte-a a outra, que tenha a mesma forma, da caixa nº 12". Dessa maneira o homem cria frases sensatas, das quais ignora o significado, visto que não conhece a língua chinesa. O resultado de seu trabalho é observado por algumas pessoas que estão fora da sala (os programadores) e são, eles sim, capazes de entender chinês: são eles que introduzem na sala as "caixas" com os ideogramas. A pessoa fechada na sala combina-as conforme as regras do manual e dá, assim, as respostas.

Nesse sistema, a pessoa produz respostas justas e sensatas, sem, porém, apreender o *sentido* do que está fazendo: as regras de associação dos ideogramas poderiam muito bem ser, a seus olhos, completamente arbitrárias. Ele não conhece o chinês: manipula símbolos de que não conhece o significado. "A simples manipulação (formal, sintática) de símbolos não basta, por si só, para garantir inteligência, compreensão, pensamento."(35) Para ter uma mente não basta dispor de uma rede de funções, por mais complexas e sofisticadas que sejam: o computador é um conjunto de programas que desenvolve um trabalho; a mente humana é, ao contrário, capaz de dar um significado àquele trabalho. Em outras palavras, para continuar com o exemplo de Searle, a mente pode entender o chinês.

> A programação de um computador é inteiramente sintática, mas a mente possui mais do que sintaxe: possui semântica... Nenhum programa de computador é por si só suficiente para fornecer uma mente a um sistema... um programa não é uma mente e não é por si só suficiente para possuir uma mente... consciência, pensamento, sentimentos, emoções e todo o restante da mente... implicam bem mais do que uma sintaxe. Por definição, o computador não é capaz de duplicar essas características, por mais potente que seja a capacidade de simulação. E uma simulação não é uma duplicação.(36)

O filósofo Jackson concebeu outra situação para demonstrar que a consciência não pode ser reduzida aos processos biológicos do cérebro. Sugere que se imagine uma cientista que vive em um mundo especial, no qual existem só duas cores: o branco e o preto. Aprisionada nessa realidade, a estudiosa investigou a fundo tudo o que se refere às correlações entre processos físicos e cérebro, e sabe tudo sobre como uma cor corresponde a determinado comprimento de onda e como ela é recebida pelas estruturas nervosas – retina, nervo ótico, quiasma, núcleos da visão da área occipital – responsáveis pela recepção e elaboração da imagem visual.

Até aqui não há nada que um computador não possa fazer ou compreender. "Mas existe ainda algo fundamental que um computador não conhece: *o que se sente* ao ver uma cor como o vermelho."(36) Quais emoções, quais sentimentos e pensamentos, quais modificações psicológicas e orgânicas solicita a visão de uma cor, para quem conhece somente o branco e o preto? A partir desse paradoxo, entende-se facilmente que *a experiência da consciência não pode ser inteiramente deduzida a partir dos eventos físicos ligados ao funcionamento do cérebro*. E visto que a experiência da consciência não é indiferente ao estado de atividade do organismo na sua totalidade, a conseqüência disso é que as modificações provocadas pela consciência na fisiologia de um ser vivo podem ser apenas em parte compreendidas segundo as modificações produzidas em determinadas funções. A maior parte das pesquisas em neurofisiologia destina-se a esclarecer como determinadas funções podem levar a cabo os "programas", mas não dizem nada sobre o que existe "por trás" dessas funções. Para Eccles, *por trás*, ou melhor, *acima* do cérebro está a mente, o mundo do Eu: não é por acaso que um dos seus últimos livros intitula-se: *Como o Eu controla o cérebro*.

Somos capazes de entender qual Eu governa os complexos processos – nervosos, endócrinos, imunológicos – que governam uma cura espontânea? Em resumo, *o hemisfério esquerdo*, sozinho, é capaz de entender o que acontece quando um organismo decide reagir a um câncer e derrotá-lo?

Que cada um interprete essa pergunta como achar oportuno: como provocação, dúvida, heresia (vivemos, de resto, em um período de grave intolerância) ou preocupação. Mas foi só levantando dúvidas e heresias que o conhecimento pôde progredir até agora.

Os doentes de câncer, com seus sofrimentos e alegrias, derrotas e vitórias, conferem, a essa pergunta, uma valência e uma importância que não podem ser subestimadas nem ignoradas.

A existência de uma relação intrincada e multíplice entre Mente e Câncer, demonstrada pelos estudos experimentais sobre o estresse, pelas pesquisas epidemiológicas, pela análise atenta de casos clínicos, estimula-nos a encontrar uma resposta. E uma solução. *Não limitemos a pesquisa* e, com humildade e tolerância, coloquemo-nos em condição de apreender todas as informações que possam ser úteis em cada passo dessa *longa marcha* de aproximação. A existência de curas espontâneas diz que é possível. Talvez porque experiências assim mostram que:

> É o arquétipo que se deve realizar, não a imagem refletida no espelho. É o mundo do Eu que está doente. Pode-se dizer que a doença ataca quando se concede ao Eu, à razão, um poder extraordinário que sufoca, esconde, refreia aquela energia antiga que se desafoga e encontra representação, ainda hoje, no mundo das fábulas, nos mitos, nos ritos. O domínio absoluto do mundo da razão está destruindo, na vida dos homens, a força primária que os põe em relação com o mundo, com a harmonia entre as partes do Universo, aquela mesma harmonia que reina entre as células de um organismo. Com o infinito.(37)

Nessa perspectiva, muitas coisas estão inevitavelmente destinadas a mudar e não se pode excluir que,

> a este nível de integração [entre Mente e Corpo], o próprio conceito de medicamento deva mudar e não ser mais tão distante da ação exercida pela palavra ou por técnicas que, mesmo não sendo biológicas no sentido molecular, ajam sobre o encéfalo produzindo reestruturações plásticas, que são, afinal, operações biológicas.(38)

Teremos sucesso nessa empresa? Parece tão difícil assim que a ciência médica se aproxime dessa problemática e seja por ela motivada para novas pesquisas e projetos de novos tratamentos? É mesmo tão estranho imaginar que um dia conseguiremos modular conscientemente os mecanismos internos de cura e entender como funcionam? Não devemos nunca esquecer que, como diz Rosenberg:

A Magia e a Ciência têm muito em comum.(39)

Além do mais:

> Se centenas de pacientes foram bem-sucedidos nessa empresa, eliminando de si grandes quantidades de células malignas, a possibilidade de que a medicina atinja o mesmo resultado recai na esfera do imaginável.(40)

A dizê-lo é novamente Lewis Thomas, presidente do Sloan-Kettering Cancer Center de Nova York. Da mesma opinião é Eugene P. Pendergrass, ex-presidente da American Cancer Society, que muitas vezes interveio no debate científico para ressaltar a necessidade de curar o paciente na sua totalidade e não apenas obstinar-se a "tornar mais fraco" o câncer:

> Qualquer pessoa que teve uma prolongada experiência no tratamento do câncer sabe que existem muitas diferenças entre os pacientes... Eu, pessoalmente, observei doentes de câncer que se haviam submetido a tratamentos bem-sucedidos e viviam bem, havia anos. De repente, um estresse emocional como a morte de um filho na Segunda Guerra Mundial, a infidelidade de uma nora ou o fardo de um longo desemprego parecem reativar a doença que acaba levando à morte... Existem provas concretas de que a evolução da doença é influenciada, em geral, pelo sofrimento emocional... Portanto, nós médicos podemos começar a pôr em ressalto a cura do paciente por inteiro, além da doença de que sofre. Podemos aprender a influenciar os aparatos orgânicos em geral, e, por meio deles, modificar a neoplasia que reside no corpo. Ao procurar novos meios para controlar o crescimento tanto no interior da célula quanto por influências sistêmicas, nutro a esperança sincera de que se possa ampliar a pesquisa, incluindo a evidente possibilidade de que dentro da mente exista uma potência capaz de exercer forças que aumentem ou inibam o progresso da doença.(41)

Esse auspício, graças aos progressos da neuropsicoimunologia, está se tornando realidade. Essa esperança só podemos fazê-la nossa também, confiando no fato de que a pesquisa científica a realize o mais rápido possível.

Referências bibliográficas

(1) AGOSTINO. *De civitate Dei*, L. XX, 8: 1101, Milão, Einaudi-Gallimard. (Em português: *A cidade de Deus*. Petrópolis, Vozes, 2000 v. 1, 1989, v.2.)
(2) PESCHEL, R. E. e PESCHEL, E. R. *Persp. Biol. Med.*, 1988, 31(3): 397.
(3) BOYER, L. M. *JAMA*, 1953, 152: 986.
(4) FRANKLIN, C. I. Spontaneous Regression of Cancer. In: STOLL, B. A. (ed.). *Prolonged arrest of cancer*, Toronto, Wiley J. B. and Sons, 1982, pp. 103 e ss.
(5) BLOOM, H. J. G.; RICHARDSON, W. W. e HARRIES, J. E. *Br. Med. J.*, 1962, 2: 213.
(6) ROSENBERG, S. A. e BARRY, J. M. *The transformed cell: unlocking the mysteries of cancer*, Nova York, Putnam, 1992, p. 18.
(7) BAGENAL, F. S. *et al. The Lancet*, 1990, 336: 606.
(8) SHEARD, T. A. B. *The Lancet*, 1990, 336: 1186.
(9) HUNT, L. Cancer charities attacked for lack of fund control. *The Independent*, 7 de janeiro de 1994, p. 15.
(10) CHALLIS, G. B. e STAM, H. J. *Acta Oncologica*, 1990, 29(5): 545.
(11) EVERSON, T. C. e COLE, W. H. *Spontaneous regression of cancer*, Philadelphia, Penn, Saunders J. B. and Co. 1968.
(12) SATILLARO, A. J. *Recalled by life*, Nova York, Avon, 1984.
(13) WIERNICK, P. H. *NCIM*, 1976, 44: 35.
(14) BOYD, W. *The spontaneous regression of cancer*, Springfield Ill., Charles, C., Thomas Ed., 1966.
(15) HIRSHBERG, C. e BARASCH, M. I. Op. cit., p. 308.
(16) COLE, W. H. *Ann. N. Y. Acad. Sci.*, 1974, 230: 111.
(17) HIRSHBERG, C. e BARASCH, M. I. Op. cit., p. 21.
(18) Entrevista de abril de 1994 ao telejornal ABC, citado in: HIRSHBERG, C. e BARASCH, M. I. Op. cit., p. 309.
(19) HIRSHBERG, C. e BARASCH, M. I. Op. cit., p. 52.
(20) Sacks, declaração ao *Washington Post*, The Saint and Ann O'Neill (entrevista de T. Jones), 3 de abril de 1994, F1-F5.
(21) DE COURCEY, J. *J. Medicine*, 1933, 14: 141.

(22) DIMSDALE, J. E. *Am. J. Psych.*, 1953, 38: 417.
(23) BETTELHEIM, B. *Abnorm. Soc. Psychol.*, 1953, 38: 417.
(24) BIZZARRI, M. e LAGANÀ, A. *Il tramonto del tumore*, Roma, Errebian Ed., 1991.
(25) ROBERTS, A. H. The magnitude of non-specific effects. In: *Unproven methods in cancer treatment*, NIH Office of Alternative Medicine, Bethesda, National Institute of Health, 11-13 julho de 1994, p. 2.
(26) SIMONTON, O. C.; MATTHEWS-SIMONTON, S. e CREIGHTON, J. L.. *Ritorno alla salute (Getting well again)*, Milão, Armenia Ed., 1996, p. 88.
(27) HIRSHBERG, C. e BARASCH, M. I. Op. cit., p. 282.
(28) SPIEGEL, D. *Science*, 1989, 246: 448.
(29) KIECOLT-GLASER, J. K. *Psychosom. Med.*, 1988, 55(5): 395.
(30) KENNEDY, S.; KIECOLT-GLASER, J. K. e KIECOLT-GLASER, R. *Br. J. Med. Psychol.*, 1988, 61: 77.
(31) JACOBS, J. J. Unproven alternative methods in cancer treatment. In: *Cancer: principles and practice of oncology*, p. 2993.
(32) Citado in: FEUERSTEIN, G. Cultivating the power of intuition. In: *The Quest*, outubro de 1994, p. 36.
(33) ECCLES, C. J. *Come l'Io controlla il suo cervello*, Milão, Rizzoli, 1994, pp. 198-9. (Em português: *O eu e seu cérebro*. Campinas, Papirus, 1995.)
(34) HIRSHBERG, C. e BARASCH, M. I. Op. cit., p. 288.
(35) SEARLE, J. R. *The rediscovery of the mind*, Cambridge, MIT Press, 1992, pp. 30 e ss. (Em português: *A redescoberta da mente*. São Paulo, Martins Fontes, 1997.)
(36) Citado in: CHALMERS, D. J. Il mistero dell'esperienza cosciente. In: *Le Scienze*, Quaderni nº 91, 1996, p. 74.
(37) DANIELE, D. *Chi è felice non s'ammala*, Milão, Mondadori, 1993, p. 79.
(38) ANDREOLI, V. *Le Scienze*, julho de 1991, nº 275.
(39) ROSENBERG, S. A. *La cellula trasformata*, Milão, Mondadori, 1994, IX, p. 120.
(40) THOMAS, L. *The youngest science*, Nova York, Vicking, 1983, p. 205.
(41) Citado in: SIMONTON, O. C.; MATTHEWS-SIMONTON, S. e CREIGHTON, J. L. Op. cit., p. 34.

Mariano Bizarri

Mariano Bizarri é medico oncologista. Atualmente trabalha no laboratório de pesquisa experimental do Instituto de Clínica Cirúrgica da Universidade La Sapienza, de Roma. Também é professor de química geral e inorgânica da Faculdade de Cardiologia, na mesma instituição.

É membro da American Cancer Society. Desenvolve pesquisas dirigidas ao estudo da bioquímica dos tumores e das interações imunológicas entre organismo e câncer. Em 1986 recebeu o prêmio Corrado Montemaggiori por um conjunto de descobertas cientíticas. Contribuiu ainda para a criação da Fundação Carlo Ferri dedicada ao estudo e tratamento de tumores.

Escreveu e publicou mais de noventa trabalhos científicos, entre eles: *Melatonina: biossíntese e fisiopatologia* (1996), *A terapia médica dos tumores* (1996); *As infecções micóticas no paciente oncológico* (1998).

IMPRESSO NA
sumago gráfica editorial ltda
rua itauna, 789 vila maria
02111-031 são paulo sp
telefax 11 **2955 5636**
sumago@terra.com.br

G R Á F I C A